RECUÉRDAME EN MI SIGUIENTE VIDA

RECUÉRDAME EN MI SIGUIENTE VIDA

AMPARO BLANCO

Círculo Rojo
EDITORIAL

Primera edición: septiembre 2025

Depósito legal: SE 1721-2025

ISBN: 979-13-7023-450-8

Impresión y encuadernación: Editorial Círculo Rojo

© Del texto: AMPARO BLANCO
© Maquetación y diseño: Equipo de Editorial Círculo Rojo

Editorial Círculo Rojo
www.editorialcirculorojo.com
info@editorialcirculorojo.com

Impreso en España — Printed in Spain

El papel utilizado para imprimir este libro es 100% libre de cloro y por tanto, **ecológico**.

AGRADECIMIENTOS

Mi primer agradecimiento siempre para mi marido Jorge. Admirador, fan, la persona que más me anima a continuar mi camino de la espiritualidad descubriendo la parte más ancestral. Su apoyo incondicional en todos mis aprendizajes, mi crecimiento, mis experiencias continúa día tras día y se afianza en nuestro caminar juntos. Siempre está presente en todo lo que hago, entendiendo qué es lo que quiero hacer y compartiendo su entusiasmo fusionado con el mío y celebrando cada avance en mi sabiduría. Nos unió, nos une y nos unirá la confianza y la conexión profunda. Compartimos la misma filosofía de vida y, aunque él no tenga integrada en su día a día las prácticas, él tiene la misma visión que yo y reconoce la importancia del despertar de la consciencia y observar siempre hacia adentro de uno mismo.

A mi familia, que estoy súper agradecida por el apoyo recibido en mi primer libro y de cómo les sirvió para entenderme mejor y el porqué mi filosofía de vida es de la manera que es. Quiero nombrarles uno a uno de nuevo: mi madre, mi hijo Boris, mi hija Ana, mi hermano Esteban, mi cuñada Juli y mi sobrina Gema.

También otros familiares, tíos, primos y dos amigas especiales de mi alma que quiero nombrar por el apoyo incondicional y lo que han significado en etapas importantes de mi vida:

Mi mejor amiga de infancia y juventud, cómplice de juegos, descubrimientos y sueños. Amistad como un inmenso mar porque es muy difícil de medir.

Mi otra mejor amiga que llegó a mi vida ya siendo madres las dos, teniendo la madurez de pasados los treinta años. Ella es como una cruz de apoyo emocional profundo que cruza más allá de la línea de una simple amistad.

También otras amigas que han sido compañeras de formación y de trabajo y que son también ese tipo de amistad que es verdadera y auténtica.

Sin duda alguna a mis seres de luz y guías espirituales por guiarme, acompañarme y sostenerme día tras día. Su amor incondicional 24/7 es inmejorable. No piden nunca nada a cambio y son puro amor. Les debo tanto que eternamente les estaré agradecida.

Gracias a mi enfermedad por existir, por estar presente y a todos los momentos que me han hecho traerla a mi presencia, escucharla y entenderla. Me enfado muchísimo con ella, pero sé que tiene que estar en mí para que no me desvíe de mi camino y me tiene que recordar con situaciones muy agridulces y amargas que está más viva que la vida misma. Ella me impulsa a través de crisis muy potentes a volver a renacer y resurgir más renovada, más auténtica y así una crisis tras otra muy continuas sin espacio a veces ni para tomar aire, pero siempre sé que puedo volver a continuar o empezar, no importa si es de una u otra manera porque el camino está ahí y es mi único camino.

Gracias también a todas las personas que han llegado a mi vida para ayudarme en mi evolución y crecimiento. A mi maestra, mi inspiración para despertar y observar el mismo mundo desde otra mirada, desde otra perspectiva, desde un mundo diferente en el mismo universo. Qué alma tan pura y bella. Su amor incondicional por el chamanismo, canalización y su forma de transmitir su sabiduría y conocimiento me han empujado, embrujado a seguirla, respetarla y dejarme guiar y aconsejar por todo lo que he necesitado.

A todos los lectores que mi primer libro les ha inspirado, les ha hecho reflexionar, les ha entretenido y me han animado y apoyado a seguir escribiendo, a los que les ha gustado o no les ha gustado nada y a todos vosotros que ahora estáis empezando a leer este segundo libro.

PRÓLOGO

Después de escribir mi primer libro *Viajando al pasado para sanar el futuro*, donde relato las experiencias a las que mi alma me había llevado para poder darle forma a mi despertar de la conciencia, a saber que soy todo lo que realmente buscaba, a entender cuál era mi propósito de vida y qué era aquello que estaba en mi camino, darme cuenta de las cargas pesadas que no eran mías y tenía que liberar y varias experimentaciones más, los seres de luz me crearon la necesidad de no quedarme solo ahí y me animaron a continuar relatando cómo fue mi segundo viaje transformador y de qué forma expandí mi sabiduría y mi intuición ancestral a través de la puerta que te atrapa como un imán para elevarte al poder más ancestral del chamanismo. Sinceramente, uno nunca acaba de despertar por completo ni tampoco de sanar porque cuantas más y más capas liberes, más y más capas van surgiendo, pero forma parte de la vida, forma parte del propósito y así debe de ser.

Este será el viaje más transformador y evolutivo, el que me abrirá los portales a los dones innatos, los de mis ancestros, los que traigo de nacimiento, los que me pertenecen y en este segundo libro cuento con la orientación de mi brújula interna, mi mapa de ruta en el viaje hacia la comprensión y mi sanación. Así que comienzo una etapa de gran anclaje y expansión donde me confrontaré conmigo misma, lucharé contra mis miedos y mis limitaciones para avanzar, donde deberé vibrar en armonía para sentirme fuerte, no debilitarme y para no permitir que el ego invada mi cuerpo y recupere todo su poder.

¡Qué gran suerte tengo de contar con el acompañamiento de los seres de luz y mis guías espirituales que no dejarán que me desvíe sin volver a encontrarme!

He tenido tiempo de reflexionar, de saber qué quiero y qué no quiero y de tener las cosas más claras. Aún me siento débil, eso es así, pero al mismo tiempo me siento fuerte porque dejo que la diosa que habita en mí me demuestre esa fortaleza y más potente aún que me la haga sentir a través de mí misma, de mi visión, de mi esencia. Me desnudo a la vida para descubrir y renacer.

Uno no despierta a la conciencia y ya está todo, no es de esa forma, uno despierta cada día, uno cultiva ese despertar y se sigue despertando más y más porque lo que nos espera es tan infinito que no tenemos días suficientes en nuestra vida para explorarlo todo, pero sí para tener el despertar esencial para reconocer la necesidad y la importancia de expandir nuestra luz a la humanidad. Cuantas más almas nos unamos a este proceso de transformación interior para conocer quiénes somos realmente y cuál es nuestro propósito, más la conciencia humana de muchas personas evolucionará porque seremos sus guías de luz hacia el viaje que les lleve a su despertar.

Con mucho amor,

AMPARO BLANCO

¿QUIÉN SOY?

Soy Amparo Blanco, autora de mi primera novela *Viajando al pasado para sanar el futuro*, un libro que me quitó el velo del miedo a quién soy realmente y lo que he venido a hacer a este mundo. Además, me descubrió mi verdadero yo y mi verdadera verdad. También me ha ayudado a centrarme en el momento presente y a continuar persiguiendo mi propio autoconocimiento para poner foco en la sanación de las heridas de mi presente, de vidas pasadas de mi alma y de mis ancestros y de esta forma sanar un futuro para mis futuras vidas y la de mis descendientes.

Crecí en un ambiente familiar de amor y respeto. Me considero una mujer normal, esposa y madre.

Desde niña me acompañó la sensación de no estar sola, de sentir que alguien más me acompañaba, sobre todo en las noches, noches de miedo, de angustia que no podía entender y que me producían un pánico terrible y estas presencias me han acompañado hasta el día de hoy. Ahora lo entiendo y no solo puedo sentirlo sino que puedo observarlo incluso sin abrir mis ojos.

Siempre he sido muy soñadora, dejaba volar mi imaginación, soñaba siempre despierta, me encantaba ser la protagonista de todas las películas que veía. Ahora sé que formaba parte de la puerta de la «Imaginación» que llevo en mi carta de Diseño Humano. Una puerta que define a las personas que sueñan despiertas imaginando cosas que anhelan tener y sintiendo cosas que les gustaría sentir. Aún hoy sigo siendo muy soñadora. Vuelo a mi mundo lleno de fantasía, de magia, de color.

Me encanta tener momentos para estar sola y tener tiempo para mí misma, en soledad, para conectar y refugiarme en mi interior.

Soy una persona curiosa, muy exigente conmigo misma, con mis aprendizajes, con un gran sentido de la responsabilidad en todos los ámbitos y con mucha capacidad de trabajo. Pongo mucho entusiasmo por todo lo que emprendo y siento una gran vocación de ayuda hacia los demás desinteresadamente.

Siempre entendí que algo más estaba dentro de mí, algo a lo que no sabía encontrar las palabras para definirlo, pero que me acompañaba, que estaba ahí presente. Completamente volcada en mi trabajo, un trabajo que me apasionaba y que llenaba mi vida en aquel momento, pero en realidad estaba atrapada y no lo veía así. Sin embargo, mi vida necesitaba algo más y fue cuando mi enfermedad me hizo frenar repentinamente y puso patas arriba mi mundo. Dos años después de sentirme hundida completamente y con una sensación de vacío que no lograba llenar con nada, aquello que siempre había estado dentro de mí despertó con el llamado espiritual. Ha sido mi puente para descubrir un portal divino que, tras cruzar ese umbral, pude tener la perspectiva de un nuevo mundo hasta entonces desconocido para mí, otra realidad con dones para conectar con otros planos y con mi alma.

Y fue de esta forma cuando pensaba que ya había creado la vida que deseaba con mi marido, con un trabajo que me hacía sentirme dichosa y plena, la propia vida me trajo sorpresas aprovechando un momento de vacío profundo donde había tocado fondo y no encontraba salida. Fue en ese instante que empecé a sentirme atraída por el camino espiritual y mi filosofía de vida cambió por completo. Había encontrado mi rumbo para continuar y no sentirme perdida ante tanta oscuridad y reconocer la luz que habita detrás de todas esas sombras que se empeñan una y otra vez en hacerse presentes delante de mí.

Comprendí que este don no era solo para personas privilegiadas, sino que estaba al alcance de cualquiera que quisiera cruzar ese puente y viajar a su interior, escuchar su propia voz interna, entrar en un mundo más espiritual, conocer su propia energía, reconocerse y cambiar su mundo manifestando sus sueños y haciéndolos realidad.

Llegaba a mí tanta información que me sentía abrumada a la vez que pletórica y crecía mi curiosidad por conocer todo aquello que me abordaba como una bendición del cielo.

Así que decidí elegir un camino, el camino de mi propósito de vida y abrir mi portal para expandir la luz. Escuchar a mi intuición y mirar hacia dentro permitiendo fluir en cada momento.

La conexión con los ángeles, seres de luz y guías espirituales tardó dos décadas en llegar a mi vida; más bien ya había llegado a mi vida veinte años atrás, pero en ese momento yo no estaba preparada para aceptarlo y elegí alejar ese pensamiento de mi mente. No obstante, ahora sé que ya formaba parte de mi propia vida aquí en la Tierra encarnada en este personaje que ahora soy, pero esta expansión de mi alma tuvo lugar en el momento que tenía que ser. Primero necesitaba prepararme, ponerme límites y experimentar ciertas situaciones para poder cambiar, entender, sanar y crear mi propio camino entendiendo mi propósito de vida.

Ahora estoy tan segura de lo que quiero y de cómo soy que no me importa si los demás hablan sobre mí, no me importa si tienen una idea equivocada o de justificar alguna acción o decisión. No tengo nada que demostrar a nadie porque para mí yo soy auténtica y soy todo lo que buscaba, solo que antes me rodeaba mucha distracción.

Hoy miro hacia atrás y observo el cambio y la evolución de la persona que era y de la que ahora soy. Hoy tengo un propósito y un camino de vida por recorrer, hoy tengo más claridad sobre mi existencia, hoy mi vida se ha transformado y solo puedo dar gracias por haber respondido al llamado de la luz.

Hoy sé que nunca he caminado sola y que no necesito controlarlo todo para avanzar en mi camino y en mi evolución y lo más importante sé que mi silencio no era un drama, era y es magia de muchas vidas.

INTRODUCCIÓN

Realmente siempre se cierra un ciclo que da comienzo a uno nuevo. Pero en mi caso no fue así, como era de esperar y sin ser casualidad, hubo detrás un aprendizaje y una nueva enseñanza. Lo que no llegué a intuir previamente es verme iniciando un nuevo ciclo aun cuando estaba cerrando el anterior. Con lo cual no hubo un final y un comienzo, sino que hubo un comienzo dentro del mismo final.

¿Y para qué? os estaréis preguntando. Yo me lo he preguntado en tantas ocasiones porque no estaba entendiendo nada de lo que estaba pasando y no lograba descifrar todo aquello que necesitaba saber, pero no era el momento de saber, sino de fluir con el tiempo y entender que la paciencia tiene sus tiempos y que los procesos por los que atravesamos en nuestro camino de vida se pueden solapar en ese tiempo y en ese espacio y pueden convivir paralelamente. De hecho, todo sucede en la misma línea temporal y se dice que el pasado puede ser el presente, el presente puede ser el futuro y el futuro el pasado y las cosas pueden estar sucediendo al mismo tiempo sin que nos demos cuenta. Así, entendiendo todo esto de esta forma, lo que está por pasar ya ha pasado, ya lo he experimentado y, si es así, solo debo recordarlo en mi presente, ese presente que únicamente yo le doy ese estado temporal para que transcurra en mi momento actual, pero que más allá de este pensamiento ya pudo haber sucedido.

Así que comprendí que mi aprendizaje era aprender a cerrar heridas y convivir con sombras que me acechaban, al mismo tiempo que daba la bienvenida a la luz de un nuevo avance en mi despertar. Comprendí que debo aceptar la oscuridad como parte de mi aprendizaje y reconocerla como medicina para sanar el alma. Luz y oscuridad deben de convivir juntas para crecer, para expandirme, para observar cualquier experiencia desde el amor infinito sabiendo que soy un ser espiritual y mágico viviendo una experiencia humana y no un ser humano viviendo una experiencia espiritual y mágica. Entendiendo esto, puedo conectar más fácilmente con mi propia historia del alma, con mis raíces para sanar las heridas emocionales y comprender cómo el pasado influye en el presente y cómo lo pasado y lo que ahora estoy viviendo tiene impacto para transformar mi futuro.

Y después de lo vivido este último año que me hacía arrastrar aún la emoción del lazo kármico que había conseguido liberar, parecía muy difícil mantener un proceso doloroso, caótico, incomprensible y surrealista, al mismo tiempo que la otra parte de mí misma experimentaba el olor de un nuevo aroma cargado de sabiduría, de esplendor, de una nueva mirada, de nuevos horizontes que explorar, de armonía, de paz… dos realidades opuestas fusionadas dentro de mi mismo Ser.

¿Qué incomprensible parece mezclar la armonía con el dolor, verdad? Pues la verdad es que no tanto… Es como abrazar la luz por encima de la sombra conectando profundamente con mi propia esencia para cultivar la paz.

Entonces me dediqué a dar luz y alumbrar todos los resentimientos, envidias, odio enviados hacia mí, eliminando y desechando todo ese daño producto de esa sombra y así liberarme de esa pobreza mental y física que intentaba apoderarse de mí una vez más, aunque desde la distancia pero latente en los corazones de aquellas que sembraron la magia negra tiempo atrás y que en este presente resurgió con más fuerza y más poder.

Esta última vez y aprendida la lección, no cogí el hilo que me lanzaron y solo me limité a limpiarme y liberarme de toda maldición iluminando con el brillo que expande mi luz cualquier densidad que quisiera acercarse a mí y, aunque sí podía sentir cómo se acercaba la sombra, también podía sentir cómo se disipaba entre mi luz. Con gran esplendor rompí, destruí, desintegré y pulvericé esa competición negativa arrastrada a mi nuevo ciclo. Me sentí empoderada dando inicio a una nueva etapa, combatiendo con la oscuridad que me acompañó para ser testigo de este nuevo comienzo. Honré su presencia porque me permitía una vez más sostenerme y nutrirme de un aprendizaje que dejaría un crecimiento personal y transformación única y simbolizaría mi valentía y fortaleza.

Para mí fue inesperado y una gran sorpresa tener que vivir esta dualidad de dos polos tan opuestos. No me habría imaginado nunca cuando los seres de luz me comentaron que ya podía finalizar mi primer libro, que aún faltaban aspectos por contar de mi anterior etapa y que no se habían relatado en mi novela Viajando al pasado para sanar el futuro, y más aún que existirían y convivirían exactamente cuarenta y cinco días paralelamente las dos realidades juntas. La suma de estos días es nueve y este número de sabiduría, de finalizaciones y un llamado a nuestro interior, y es que el número nueve es el comienzo y el final de un ciclo. Simboliza cómo finalizamos y transitamos un ciclo. Es una invitación a la reflexión de las experiencias vividas y la preparación de las nuevas que están por llegar.

Pero no todo acaba ahí, eso solo fue el comienzo porque existía algo más poderoso e intenso que la fuerza de la vida estaba atrayendo a mi nueva etapa.

Necesitaba cultivar la paciencia y aprender a regarla y así sucedió todo. De nuevo hubo sincronicidades y entresijos entrelazados, y es que el Universo, que es tan mágico y divino, sabe lo que necesitas y te lo pone a tus pies justo cuando más lo necesitas, y es una gran lección de vida, un salto cuántico importante en mi camino y, la verdad, qué gran salto. Así que tenía que combinar con la paciencia los dos escenarios desde el amor.

Todo estaba tan unido y coordinado que parecía que no había sido real porque la casa misteriosa de mi primer libro, que cerraba este anterior ciclo, desapareció de la vida de todos los que tuvimos relación con ella pasados esos cuarenta y cinco días. Es como si nunca hubiera existido para nadie. Incluso se pudiera pensar que esa casa fue creada solo para vivirla en un sueño bañado en una energía con una elevada vibración alejada y aislada del plano terrenal, en un tiempo determinado y en una época concreta en el espacio, y después de que cumplió su misión fue absorbida para que no dejara ningún rastro y tampoco huella de lo acontecido. Ya no sé si confirmar si ocurrió todo en el presente o quizás fue una imaginación de mi realidad dentro de otra realidad paralela diferente. Se montó y se desmontó los personajes y el escenario del paraíso mágico, caótico e indomable y duró lo que estaba planificado dentro de la estructura acordada desde hace muchísimos años antes o quizás muchísimos años después. Este intervalo de tiempo no tiene relevancia, vivo en mi aquí y mi ahora y realmente la comprensión del espacio—tiempo no merece la pena ponerle un valor.

Así que tras esta desaparición, borrón y cuenta nueva, nuevo dibujo en el lienzo trazado en las líneas misteriosas de la vida.

Entonces, ¿qué me aconsejaron esta vez mis seres de luz y mis guías espirituales?

Seguir escribiendo y dando voz con palabras escritas a las experiencias que voy a vivir después del inicio de mi despertar hacia el mundo espiritual. Esta vez sería como si fuera un diario donde voy relatando aquellas situaciones que me llevan a experimentar en presencia, dando protagonismo a la voz de mi alma. Este sería mi nuevo compromiso, la exploración de mi camino ya diseñado pero aún no descubierto. Hay muchas cosas por descubrir y experimentar y debo estar preparada y aceptar que los cambios son como tienen que ser y lo que suceda será lo que tiene que suceder sin análisis, sin comprensiones, sin poner mente y libre de juicios.

Aceptar días de desgaste emocional, días nublados, días soleados, aceptar la lluvia para limpiar, recaídas, bajones, indecisiones, resistencias y un sinfín de emociones más porque las viví, las vivo y las viviré, pero desde el entendimiento y la aceptación de que todo forma parte del proceso y dejarme llevar y fluir con la energía que desprendo en cada momento y en cada situación, energía que dejará semillitas de luz en cada rincón que necesite. ¿Puede haber algo tan mágico como volver a tu esencia cada vez que abrazas todos esos sentimientos con amor?

Como me explicaban mis seres de luz, tengo momentos de mucha reflexión, ansiosa de saber, de anticipar, de conocer qué me identifica y, aunque no tengo aún las respuestas porque sería muy fácil que me informaran de todo lo que va a pasar, entonces perdería el foco de lo que es verdadero, la propia experimentación pura e innata, mi autoconocimiento y el descubrimiento desde mí misma. Así que solo me piden estar preparada para recorrer mi sendero sagrado y percibir más allá de lo incomprensible, ver más allá del velo de lo invisible y no permitir sentirme confundida por ver más allá de la comprensión humana.

Sinceramente no me sorprendió para nada el mensaje recibido porque ahora sé con seguridad que forma parte de mi propósito de vida y que está en mi camino, sin cuestionamientos de ningún tipo. Me siento halagada y complacida de estar al servicio y de ser un canal para aquellas personas que están indecisas en su vida, perdidas en su camino o que aún no saben que pueden vibrar siendo ellas mismas y escuchar la voz de su interior para que les guíe hacia su verdad más auténtica, sabes que eres cuando encuentras todo lo que buscas sin distracciones y sin limitaciones.

Pero como siempre en algo mis seres de luz me tenían que sorprender con un mensaje aún más retador. Esta vez no sería un simple libro, sería un libro con distintas opciones para ser leído y que cada opción trae consigo un mensaje de luz, de esperanza y todo estará diseñado para que el lector lo lea a su gusto, a su antojo, a su comodidad… Será un libro para leer tantas veces como se quiera y encontrar historias escritas diferentes según de qué forma lo quieras leer. Te envolverá en relatos diferentes aunque el significado será el mismo. Estará basado, por supuesto, en hechos reales de mi vida, pero habrá una realidad más cotidiana de mi vida, de una etapa como el personaje que soy y la otra que te envolverá y te alzará a un plano más divino, lleno de fantasía y magia, te elevará a una parte más sutil, a una historia más real y verdadera que es la que hace que mi vida sea única, auténtica y poderosa.

Para aquellos que no queráis conocer más allá de lo invisible o simplemente queréis ignorar esta parte, podéis leer mi libro saltando los capítulos pares y siempre tendréis la oportunidad de viajar conmigo a los diferentes mundos, a los mundos más fascinantes que aún estoy por explorar en mi camino de vida y contribuiréis a darles vida a través de vuestra lectura en la dirección que lleva el rumbo de cada página.

Este libro está diseñado para que vosotros mismos decidáis el viaje que queráis hacer conmigo. Sea como sea vuestra decisión estará bien y me hará feliz sentir vuestro acompañamiento.

Habrá una tercera parte al final del libro donde encontraréis chispitas de mi corazón, una chispa divina canalizada. Estas chispitas esconden un mensaje de inspiración para cada uno de vosotros y, por supuesto, también para mí.

Tres historias en un mismo libro que podrían estar separadas, pero dejaría de ser palpable la magia que se esconde y que envuelve cada una de las páginas que contienen cada historia, pues serán tejidas bajo un hilo invisible que vinculará por completo el libro y trenzará una conexión sutil y poderosa más allá del tiempo y la distancia.

Estará elaborado para leerlo de una manera flexible y de la forma que mejor prefieras y elijas ya que tienes varias opciones de lectura. Así que elige tú mismo tu propio sendero dentro de mi obra. Puedes:

1) Leer el libro de principio a fin tal cual está escrito de forma continuada.

2) Leer solo los capítulos impares que reflejan un diario de mi vida cotidiana, recuerdos de infancia que estarán cargados de emociones y sensaciones únicas.

3) Leer solo los capítulos pares, que son los que reflejarán las experimentaciones de mi propósito en mi camino de vida, y dejar que vibre en ti la magia de lo tangible, la alquimia de la vida de mi camino sagrado hacia mi crecimiento espiritual, donde comparto conexiones, canalizaciones, rituales, ceremonias, prácticas, espacios de luz.

4) Leer únicamente la tercera parte del libro dedicada a las reflexiones de cada chispita de mi corazón que encontrarás en las páginas finales del libro.

5) Libre elección haciendo vuestras propias combinaciones. Todo estará bien, sea como sea que quieras leer mi libro. Tú eliges, atrévete a hacerlo tuyo de la manera que más creas conveniente. La decisión que tomes será la más acertada, la que está dictando tu corazón, aunque no percibas la señal. Déjate guiar por tu intuición y sentir la elección perfecta para ti. El final puede ser claramente un principio.

Tras las últimas experiencias intensas vividas, necesitaba abrir más puertas a mi sabiduría. Mi alma tenía vidas ancestrales muy sabias y necesitaba recuperarlas en esta vida, necesitaba avanzar mucho más, quería llegar a sentir las fuerzas de los ecosistemas, a mis animales de poder, descubrir los diferentes mundos, la sanación. Quería adentrarme más profundamente y de forma consciente a esa parte del Universo que me estaba llamando y esperando para despertar la experiencia vivida de otras vidas pasadas y dar renacimiento a esa sabiduría que siempre me ha acompañado dentro de mí.

Así que decidí simplemente SENTIR. Me planteé estar en presencia conmigo mismo, alejada de mi mente un ratito cada día y al final me permití abrirme al propósito de mi camino y recibirlo con auténtica presencia. Por eso será el diario de mi vida. Junto a mí y al mismo tiempo viviréis este segundo viaje y cómo la llave del poder, que me será otorgada, pues así me lo han ya avanzado mis guías espirituales, me irá abriendo todas las puertas hacia la magia de lo invisible y sutil.

Esta llave de poder me abrirá un mundo entero ante mis ojos con la enseñanza que me ofrecerá, no solo la canalización que ya forma parte de mi propósito de vida y el compromiso que supone estar al servicio de la humanidad, sino que también en mi camino se abre el sendero del chamanismo para darme la oportunidad de recibir el aprendizaje y la experiencia de ser chamana, mujer medicina espiritual, mujer sabia... no importa el nombre, acepté esta exploración y este viaje hacia un mundo que me abrirá aún más los ojos de aquello que uno no puede ni imaginar si no lo vive en primera persona, si no lo siente, en una palabra, si no lo experimenta. Por eso, no dudé en invertir mi tiempo y mi dinero en conocer y experimentar la práctica con los estudios de chamanismo ancestral a fondo, hasta donde mi sabiduría me quiera llevar. Me dejo fluir con este sentir y expando mi corazón a nuevas experimentaciones. Tomé la decisión de seguir adelante tras el consejo de los seres de luz y con el acompañamiento de mi maestra, la persona que tuvo que aparecer en mi vida para quitarme la venda de los ojos, abrir mi tercer ojo, expandir mi corazón y que me enseñó a mirar con amor la oscuridad y la luz y verlas como un hermoso regalo que el Universo me estaba ofreciendo y que yo acepté porque la puerta de mi interior, que aunque ya estaba abierta aún tenía mucho que mostrarme, pues esa puerta me abriría más y más puertas dentro de mí, pues hay muchas capas por descubrir.

Qué honor más grande seguir adelante y avanzando con su compañía, que ya sabéis que para mí es un ser tan grandioso lleno de sabiduría y con un don tan especial y potente que saber que seguiré de su mano y la de su equipo hace que no sienta la soledad de la incomprensión y la incertidumbre de aquello que estoy por conocer. Al contrario, me siento amada y guiada y esto se transforma en sentimiento de seguridad para abrazar el mundo con mi luz, amor y gratitud.

Siento este llamado y es mi momento, no puede ser en otro tiempo y el tiempo no puede esperar y tampoco se puede malgastar. Sé que está en mi camino de vida y es ahora. Quiero experimentar la magia y el sentimiento de poder transformar la oscuridad en luz, adentrarme en la sanación, la enfermedad, el dolor, viajar a los mundos de arriba y de abajo, conocer otros seres y abrazar la naturaleza, abrazar estos cambios ancestrales que brotan de la conciencia que está en todo lo que nos rodea. Necesito esta conexión, seguir cambiando mi vida y seguir recorriendo este camino energético. Necesito toda esta intensidad.

No veo el momento de descubrir yo misma lo que una siente al quitarse el velo de la invisibilidad, como nos suele decir mi maestra, hacer visible lo invisible y qué verdadero lujo poder hacerlo desde la simplicidad.

Creía que ya todo lo conocía y no, mis ojos saben que se abrirán a otros mundos. El todo es inmenso e infinito. Hay tantas y tantas capas que ni en una vida entera se pueden llegar a recorrer. Pero me basta con ir conociendo y expandiendo aquello que debo explorar en lo que me queda de vida y que sucederá como tiene que suceder.

Voy a ir abriendo puertas y más puertas y no será solo conexión, será algo mucho más divino, mucho más sutil. Seguiré desarrollando mi propio lenguaje de luz, el que llevo dentro de mí, mi propio diccionario que me permite expresar y dar voz a mis energías a través de sensaciones, vibraciones, frecuencias por medio de mi poder que va más allá de todo razonamiento mental. Se dice que en la sombra nos reconocemos y en la luz nos expandimos, así que bienvenidos a la realidad, a la evolución vivida en presencia y en esencia.

Bienvenidos a mi segundo viaje a la supraconciencia, a la realidad que está más allá de la mente y del avatar de nuestro simple personaje de esta encarnación y de nuestro vehículo de supervivencia y que está mucho más allá que mi propia historia porque soy mucho más poderosa que todo eso.

Empezamos viaje, nuevos descubrimientos que os iré contando a través de mi diario, el diario de la vida más allá de lo tangible y material. Un diario hacia lo sutil y lo invisible. Un camino que me llevará a recorrerlo con los ojos vendados y que caminaré a ciegas pero segura con la ayuda de todos mis seres de luz y animales de poder, poderoso acompañamiento que ahora siempre van conmigo y que siento su protección dentro de mí, ellos jamás me abandonan.

Abro este viaje para descubrir, explorar y conocerme mejor para poder expandir mi conocimiento al mundo y abro mi realidad a las infinitas puertas que irán apareciendo en mi camino.

Así que bienvenidos sois a recorrer conmigo este sendero sagrado de mi camino de exploración de los tres mundos y de una vida única, bienvenidos a descubrir junto conmigo mi verdadera identidad.

Espero disfrutéis tanto como yo estoy disfrutando sin saber qué caminos atravesaré, qué direcciones y desvíos tomaré y qué desafíos me esperan. Ansiosa estoy de descubrir aquello que me espera y más aún de que vosotros lo podáis compartir conmigo.

CAPÍTULO 1:
Y ¿AHORA QUÉ?

Cada día es un nuevo comienzo hacia lo desconocido. Debo avanzar, ahora siendo consciente de la importancia de los tiempos y del saber esperar. El progreso es paulatino y la confianza es la base para poder crear mi mundo interior y para crear solo es necesario creer y para creer necesito de mucha observación dirigida a mi interior, escuchar mi propio silencio y estar atenta y unida a la naturaleza y a todo el Universo. Este es uno de los consejos sabios de mis seres de luz.

Ahora me permito sentirme desorientada, incluso hasta frustrada y sintiendo que la libertad se escapa de entre mis manos y, aunque creáis que no sé qué hacer para mantenerla y permanecer anclada a mí misma, en realidad solo debo regresar a mi amor incondicional, esa es la mejor cura que existe, desde la visión del amor no existen bloqueos ni limitaciones, desde el amor solo puedo tener alas para volar tan lejos como desee.

Amar mi presente, mi ahora y no malgastar tiempo en anhelos pasados o futuros inciertos me hará disponer de la llave de la libertad plena desde ese amor a todo y no solo a mí misma. Amor al sol, a la luna, a la lluvia, a las flores, a los árboles, a las piedras, al mar, a las montañas, amor a todo lo que pueda observar y sentir. Esa es la cura, esa es la sanación, la palabra mágica de cuatro letras: AMOR.

No es algo difícil, pero sí requiere de mucha práctica, mucha conexión interior, mucha observación y de no desviarse del camino iniciado. Si me pierdo no pasa nada porque volveré a encontrarme. Esa es la base de la fe y de la confianza.

¿Qué me hace falta? Compromiso.

¿Me comprometo? Sí, sin duda.

¿Cómo no iba a tener compromiso con todo lo que me ha ido ocurriendo hasta ahora, que parece que fue creado solamente en un cuento de hadas lleno de fantasía o en una novela de ficción dentro de un mundo imaginario? Y más aún, ¿cómo no iba a tener ese compromiso cuando mi propio yo necesitaba, con mucha energía de una magnitud tan mágica como poderosa, ir abriendo puertas a la sabiduría, descubriendo ese conocimiento de la mano de la fuerza de la naturaleza, animales y maestros de poder, los diferentes mundos que existen, de la magia de la vida en sí misma? Pura alquimia todo lo que estaba por conocer, explorar y recorrer.

Ahora, y más segura que nunca, siento este llamado que ya navega y surfea las olas emocionales que habitan dentro de mí porque sé que es mi momento, en este presente. En este aquí y en este ahora acepto el reto, acepto el desafío de lo inesperado, acepto las situaciones difíciles sin comprensión alguna, sin preguntas, acepto caminar en la oscuridad sin poder observar más allá de la propia densidad oculta. Sí, acepto descubrir lo que se esconde detrás de la cortina invisible que te conduce a un mundo eclipsado, ensombrecido y silencioso donde solo una mente abierta y despierta puede llegar a entender la visión de la mirada de mis ojos al descubrir ese espacio interior alejado de la realidad y de la racionalidad.

Y en este presente, nueva etapa, nuevo hogar, nuevo ciclo, me siento igual que los niños con la vuelta al cole, ansiosa de saber qué será lo que me deparará cada nuevo día y qué pruebas, prácticas y conocimientos están por llegar, y con la seguridad de que todo lo que ocurra será para mi bien y mi evolución.

Y… ¿ahora qué?

Ahora acción. Toca actuar, estimular la alegría de vivir y de seguir avanzando. No me conformo con lo que conozco hasta ahora y ¿sabéis por qué? Porque soy merecedora de todo lo que soy, pero también merezco mucho más, más sabiduría para poder estar más preparada y estar al servicio de las personas que necesiten de mí, con mayor magnitud, aprendizaje, más experiencia y más práctica.

Aún me estoy recuperando de mis viejas heridas, del cambio de casa, de lugar, de la vuelta a donde quería estar, tras una intensa y desafiante experiencia pasada que me hizo viajar al pasado para sanar una parte de mi futuro. Sinceramente, no está siendo fácil recomponerme de tanto dolor, sufrimiento, incomprensión y angustia que las circunstancias vividas, tan desafiantes, dejaron en mi interior, aún estando ya tan lejos.

Sí me han dejado huella, una huella imborrable, pero también muy nutritiva y necesaria para evolucionar, la huella de la sabiduría porque es un rastro que voy dejando tras de mí, cada vez que me voy adentrando más y más en la puerta del descubrimiento de la esencia natural de mi ser, dando vida y forma a mis creencias y voy anclando ese rastro para no recorrer el camino hacia atrás y recordarme todo lo pasado y vivido, y también la necesidad de no repetir patrones que ya he sanado y experimentado. De esta forma, siento aún más potente esa conexión profunda que he generado con mi esencia espiritual, con mi interior. Esto me permitirá no desviarme de mi propósito, de mi paz, de mi luz y de mi amor incondicional hacia mí misma. Lo dejo sellado y grabado en mi alma, no solo para esta vida, sino para todas las demás porque quiero que mi siguiente vida me recuerde, porque recordándome, recordará todas las vidas pasadas de nuestra alma con todos y cada uno de los personajes que hemos sido a lo largo de nuestra historia. Así sea, así es y así será por siempre porque así lo dejo escrito.

En realidad, lo más complicado estaba siendo armar de nuevo el puzzle y encajar cada pieza de luz que se había soltado y liberar aquellas de oscuridad que ya habían sido liberadas y recuperadas de nuevo. Es muy fácil y sencillo coger lazos densos que no me corresponden; las emociones densas de los demás me afectan y se integran en mí, se pegan con mucha fuerza porque soy una persona altamente sensible y tener el canal abierto y receptivo hace que sienta aún con mayor intensidad esas emociones.

La frecuencia espiritual de mi energía me proporciona armonía y equilibrio, pero también, en ocasiones, si tengo baja vibración y vibro desde el miedo, baja autoestima, tristeza y, sobre todo, doy más protagonismo a mi ego del que debiera, soy muy permeable a los estados emocionales negativos de otras personas y los absorbo, incluso con personas que se mueven a mi alrededor aunque no tengamos contacto visual ni físico. Puedo llegar a sentir dentro de mí esas sensaciones por las que están pasando, es como si me adueñara de esos sentimientos y les diera vida dentro de mí. Por ese motivo, debo protegerme mucho.

Por otro lado, están también presentes mis curvas emocionales que van y vienen como las olas del mar y me hacen distraerme para volverme a concentrar en mi foco, me hace perderme para volverme a encontrar dentro de mí y los días pasan entre tanto y tanto remolino de encuentros y desencuentros, pero son situaciones necesarias por el poder espiritual que tiene ese torbellino formado porque son anclajes que se fijan en mí con la presencia y unión de los cuatro elementos: fuego, tierra, agua y aire. Esta unión me conecta con la Madre Tierra y con el universo y me vuelve poderosa para abrazar la sabiduría que va fluyendo unida a la fuerza de la naturaleza y de la vida. Me vuelve fuerte para crear mi propio refugio y fortaleza.

La magia negra que me abrigó en mi experiencia anterior, aún desde la distancia, continuó con fuerza hasta pasado más de un mes de haber abandonado todo ese entorno y todo ese ambiente e hizo que las situaciones con la nueva casa no se estabilizaran hasta haber acabado con todo ese karma arrastrado y haber transmutado en luz toda densidad que nos acompañó y que hizo todo lo posible por instalarse con nosotros en nuestro nuevo hogar.

Por suerte, también el último amarre que, siendo consciente, cogí porque no lo he podido evitar, lo corté a tiempo al darme cuenta de su existencia en mi cuerpo y de cómo los mismos patrones del pasado querían de nuevo repetirse una vez más. No eran situaciones accidentales, eran patrones que se fueron repitiendo generación tras generación y que de alguna manera querían seguir manifestándose. A través de mi trabajo personal y espiritual logré sanar una vez más el vínculo y liberarlo. Pero aún queda mucho por sanar y afrontar y en este nuevo ciclo que comienza sé con seguridad que hay muchos más karmas, traumas, acciones y emociones que deben hacerse visibles atravesando lo invisible y así poder comenzar el proceso de sanación. Lo que me ayuda a acercarme más y más a esa revelación identificando los patrones inconscientes heredados es saber que cuento con las herramientas que me ayudarán con todo lo que tenga que transitar, curar, observar, aceptar, perdonar y liberar.

Así que con el cansancio y la debilidad de la nueva mudanza, mi ego quiere sentirse importante, poderoso y aprovecharse de la ocasión y esta vez quiere tener la victoria. No deja de boicotear mi mente diariamente para no permitir que la energía de la luz se siga expandiendo en mi interior y pueda llegar a disipar la sombra que ahora me cubre debido a mi baja vibración. La mente es muy sabia y, a través del ego, sabe cuándo y en qué momento debe tener presencia y actuar para que de alguna forma estemos protegidos, porque el ego no es más que una protección para evitar y sobrevivir a situaciones incómodas, obstaculizando nuestra felicidad y nuestro bienestar emocional. Y es así porque cree que se siente amenazado, que no quiere ser apartado de nuevo. Entonces es ahí donde debo actuar para que el ego no influya en mi vida e interfiera en mi camino y, sobre todo, no logre dominarme.

En el momento en el que me fui recuperando un poco y me sentí con un poco de fuerza, mi primer paso me llevó a volver a sentarme conmigo misma como tantas y tantas veces ya había hecho.

Era ya toda una experta en esta práctica rutinaria y en este tipo de conversaciones conmigo misma, con mi silencio que tan poderoso es, con mi escucha interna y, a pesar de que era casi toda una experta, he de decir que siempre me llevo sorpresas y ahí está de nuevo la presencia de la magia, siempre nos sorprende una y otra vez.

En esos momentos de silencio, mi alma siempre me recuerda cómo amo la libertad, la simplicidad y la pureza y me hace recapacitar en lo importante de la comprensión, del sentir si tengo alguna carencia que me impida aferrarme por completo a mi interior. Luego me recuerda que estoy anclada y que ese anclaje, esa unión de mi personaje encarnado en esta vida con ella misma es tan fuerte, tan potente y tan divina que solo el ego es el que me hace dudar y se alimenta de mi desconfianza. Pero sé que debo tener cuidado porque el ego es incansable y desafiante y está siempre a la espera de una abertura de indecisión, desconfianza o baja vibración para atacar y dejarse ver.

El consejo siempre es el mismo, dejar la mente a un lado y seguir mi intuición porque he integrado muy bien el reconocimiento de la voz de mi intuición, sé con seguridad cuando es ella la que me está hablando, la que me está guiando y, por ese motivo, no debo dudar en nada cuando esa sensación es perceptible en mi cuerpo. Aun así, está bien porque, en el fondo, somos seres humanos y es normal que caigamos en las redes de nuestro ego. Lo importante es reconocerlo y saber reconducirlo. Sabio mensaje siempre el que mi alma me hace llegar cuando me conecto con mi interior, con mi esencia más pura.

Ella es más parte de mí que ninguna otra cosa y existe ahora, existe dentro de un instante y existe en ese tiempo que no existe y que todo ocurre en el ahora, tiempo y espacio unidos. Las dos somos una, una con más experiencia, una experiencia suprema, una visión divina de todo, pues tiene la mirada, la observación y los aprendizajes de muchas vidas, pasadas, presentes y futuras, conocedora del propósito que el personaje tiene que experimentar a lo largo de su vida y es la que, en realidad, nos da vida en nuestro personaje y la otra parte, en este caso yo como avatar, como la persona que soy en este momento, en el aquí y ahora del presente de esta vida, con una estructura más mental y es la que nos hace vivir en ocasiones condicionados por las circunstancias que nos rodean y entonces ese ruido exterior es el protagonista de que nos alejamos del propósito que hemos venido a llevar a cabo en esta vida.

Por este motivo, es importante encontrarte con la voz de tu alma, fusionarte con ella y dejarte guiar. Por supuesto que no es fácil llegar a esta conclusión, menos fácil aceptarlo y aún menos fácil saber cómo hacerlo, cómo llegar a la voz interior.

La buena noticia es que siempre podemos contar con la ayuda de nuestros guías espirituales y seres de luz que nos guían y nos hacen sencilla la conexión. La verdad es que la conexión interna es un proceso curativo por el que uno pasa y te hace sentir como si hubieras estado en una sesión terapéutica que te ha reconfortado y te ha hecho vibrar atendiendo todas tus necesidades.

Y, cómo no, también recuperé mi frecuencia vibracional con la ayuda de mis guías que me inyectaron un buen chute de energía, vitalidad y fuerza para continuar el camino, pues siempre están ahí para ayudarme y saben qué necesito sin que tenga ninguna necesidad de explicar mis síntomas o sin que tenga que darles ningún tipo de explicaciones. Es invocarles y ellos ya saben todo, vienen y me atienden sin preguntas, sin interrogatorios y me dan a tomar la medicina para cada circunstancia. A veces, dejan que sea yo quien descubra y me recupere integrando mi propia medicina, pero siempre con alguna que otra pista de cómo manejarlo.

Y ahora, ¿qué me espera? Como mujer conectada con la naturaleza experimentaré la conexión entre mundos y seguiré conectando con planos sutiles, descubriré mi poder más ancestral que hay en mi interior, sin juicios ni expectativas.

Sí, ya estoy preparada, aquí estoy dispuesta a sentir, dispuesta a ver más allá de ese velo invisible invocando mi poder interno en mí, atravesando barreras más allá de la ilusión, de la fantasía, de la magia.

Ahora me espera un final y un nuevo comienzo, destruir para crear, y sí, estoy dispuesta a abrir un nuevo portal donde mi energía se mueva desde la libertad de ser.

Me encuentro reescribiendo mi historia, una historia con unas memorias que ya fueron escritas pero que fueron olvidadas y voy llenando cada página en blanco de experiencias que no recuerdo o que quizás no he vivido, experiencias que resonarán en mí o que me harán vibrar con nuevos sentimientos.

Ahora desde una nueva versión de mí, más auténtica, más yo, más real, sin máscaras, con una visión más amplia. Así como se quiera mostrar mi alma y, por ese motivo, es la historia perfecta, la que tiene que ser y no sé qué llegará a mi vida para contaros, pero lo que sí sé es que se avecina pura magia y algo grande está por llegar, por ser descubierto, me esperan emociones intensas, desafíos constantes, pero absolutamente todo será envuelto con mucha alquimia que iluminará y atrapará todo aquello que llegue a mi vida, la sombra y la oscuridad se convertirán en luz y me guiarán hacia nuevos ciclos más renovada, más transformada y algo o alguien especial llegará a mi vida para ser mi guía, para ser mi acompañante, mi faro, mi claridad en los momentos de mis procesos emocionales.

Aún no sé quién es, aún no sé qué será, pero lo siento, lo percibo y sé que está ahí esperando a que encuentre la forma de llegar hacia donde está…

Pero más allá de mi historia, más allá de mi mente, más allá de mi vida, hay muchas vidas anteriores, muchas historias tejidas e hiladas juntas que están ahora arropadas por mi amor incondicional al honrar todas y cada una de ellas, pues son, fueron y serán parte de una única historia, la verdadera, la historia escrita desde un origen en el tiempo imposible de borrar. La historia de un alma conectada y planificada por su ser superior.

En paz, tranquila, enfocada en mí misma, cada día me siento más selectiva con mi tiempo, seleccionando cada ambiente, por eso enfoco mi energía desde la quietud, desde el silencio, lejos del ruido y más cerca de mí y es que no he aprendido a jugar el juego de la vida, sino que he aprendido a poner mis propias reglas del juego porque soy creadora de mi propia vida desde que entendí que podía hacerlo, desde que entendí que yo soy la dueña de mi historia, desde que entendí que debía alejar de mí los condicionamientos, los que dirán y que tenía ese poder, esa capacidad, ese don para que no me afecte para nada lo que nadie diga u opine sobre mí, desde que entendí que no soy yo quien malgasta el tiempo en pensar en los comportamientos de los demás, desde que comprendí que no todo podía ir en línea recta, sino que a veces estamos dando vueltas en una espiral llena de dolor, lágrimas, bloqueos, miedo, malestar, incertidumbre, confusión... y que no tenía que ser todo tan bello, no tenía que ser todo luz, la oscuridad llega para cambiarte la vida y, aunque quisieras silenciar todo ese ruido oscuro, denso, es necesario para que aprendas a vivir vibrando desde el amor incondicional y de una forma más consciente y esa sombra se convierte en tu medicina donde al principio es un caos porque te rompe rutinas y te aleja de lo que creías que era necesario para ti.

Pero el toque dulce viene cuando empiezas a escuchar tu propio cuerpo empujándote a aceptar y soltar lo que ya no puedes sostener, y por más que te tapes los oídos y no quieras escuchar, ahí sigue moviéndose sigilosamente como una serpiente, al mismo tiempo que te va inyectando la tierna dulzura de tu propia esencia, reflejo de tu propio ser. Es ahí donde empiezas a percibir cambios antes de que se noten, a sentir lo que está por llegar, lo que todavía no ha pasado, y es ahí donde sabes que te espera un salto cuántico, un gran cambio mágico que revolucionará tu vida, allí donde la magia olvidada será recordada, donde los susurros dentro de tus silencios laten con fuerza para ser despertados y abrir los caminos a la conexión con lo invisible. Porque no se trata de elegir blanco o negro, no se trata de eso, se trata de decidir tus propios caminos antes de empezar a caminar desde la conciencia, y este es un verdadero don que nos ofrece nuestra alma vieja cargada de experiencias, elegir desde el presente siguiendo nuestra propia voz interna. En ese punto me encuentro y doy la bienvenida a mi nuevo camino.

«Y de nuevo lanzo la pregunta: ¿y ahora qué?».

«Ahora la vida continúa con sus misterios. Así que os animo a seguir viajando conmigo entrelazando con vuestra mirada las letras escritas en cada página que tejen más allá de una historia y se van hilando en un tiempo atemporal donde la trama de la tela invisible forma capas y capas sujetas por hilos de todos los colores, con conexiones energéticas que fluyen en vuestro presente y os permite experimentar la sensación de la energía sutil si sois capaces de dejaros llevar por vuestro corazón. Solo así podréis sentir estos hilos de la vida y permanecer conectados con un mundo que recorre todos los tiempos y os descubre los misterios del alma, donde aguarda para ser despertada vuestra sabiduría más ancestral. Porque si seguís hilando conmigo, vuestra propia tela os enseñará, os guiará, os zarandeará, os abrazará, trenzando una historia para vosotros paso a paso como resultado de vuestras propias reflexiones, y si las sabéis escuchar e interpretar, os devolverá partes de vosotros que creíais olvidadas».

«Me espera mucha magia en cada sombra, en cada oscuridad, en cada experiencia, en mi luz y en todo lo que me rodea, y doy gracias a esa magia que no se ve pero se siente».

«Es ya tarde y me vence el cansancio, así que voy a prepararme una infusión de manzanilla con miel para irme a dormir».

CAPÍTULO 2:
ABRIENDO PUERTAS AL CHAMANISMO ANCESTRAL

La vida sigue y, con las fuerzas necesarias para poder avanzar en mi viaje, comienza el inicio de mi formación y mis prácticas de chamanismo ancestral y con un gran regalo de bienvenida: conocer uno de mis animales de poder.

Así que hoy mi corazón expande tanta energía y entusiasmo que tengo nerviosismo en mi cuerpo pensando en este encuentro.

No quería imaginarlo, quería vivirlo en presencia. Desde hace mucho tiempo tenía muchas ganas de saber acerca de los animales de poder y de quiénes de ellos me acompañan en mi camino. Aunque todos te ayudan, como los guías espirituales y seres de luz, siempre hay unos que te acompañan en todo momento y no te dejan sola, son tu sombra, aunque no los quieras ver o no los quieras sentir, están ahí.

Ya había descubierto el proceso de sanación a través de la canalización, de cómo crear lo que deseas, de cómo ayudar a seres en tránsito a cruzar la luz, de la conexión con los seres de luz y cómo iluminar y expandir con mi luz interna, no solo mi camino, sino también el camino de almas perdidas y lugares a los que se necesitaba iluminar con la luz divina. La canalización ya forma parte de mí, está integrada y en todo momento siento que estoy canalizando, me llegan mensajes y señales casi continuamente y tengo muy desarrollada la intuición. Es tan maravillosa y con una fuerza intensa y poderosa que siento tanta seguridad cuando canalizo que la expansión de mi cuerpo es infinita.

Ahora se trata de pasar a un nivel superior, un nuevo avance, un nuevo desafío iba a dejar entrar en mi vida esta tarde y sé que, como todo lo que he experimentado e iniciado hasta ahora, habrá un antes y un después y será un enganche tan grande el que se anclará en mi interior que ya nada podrá detener estos momentos de conexión y de encuentros de conocimientos chamánicos. Iba a conocer a unos de mis animales de poder que me iban a acompañar de por vida y también despertar mi alma chamánica. La ilusión desbordaba dentro de mí chispas de luz en colores vibrantes de energía que recorrían la sangre de mis venas potenciando con más intensidad las luces de colores que formaban un arcoíris con cada inspiración y expiración de mi cuerpo que, como un imán, iba atrapando la claridad de mi conciencia y el deseo de conexión hacia lo más profundo.

«De todo lo que ahora soy consciente, ¿qué consejo me doy a mí misma?».

«Observar todo y tener paciencia para esperar. No querer avanzar más rápido que el tiempo y dejarme ir, sin intentar cambiar la dirección hacia donde mi alma me quiera llevar».

Los tiempos están establecidos y son como tienen que ser, ya están programados desde hace muchísimo tiempo. Así que, sin prisas y observando desde mi terraza las nubes moverse lentamente en el cielo, los pájaros volando alegremente entre los árboles y observando parte de la naturaleza a mi alrededor, esperé con curiosidad dentro de mí, pero con paciencia, el gran momento mágico donde no solo iba a conocer uno de mis animales de poder, sino que también le iba a dar voz, le iba a escuchar y sabía que me traería un mensaje único para mí.

Y sin palabras, como era de esperar, conexión mágica y llena de luz en ese encuentro tan esperado y deseado.

Remolino de sentimientos y de sensaciones están invadiendo mi cuerpo últimamente. Es un vaivén de emociones que van y vienen y se presentan de diferentes formas y hasta de diferentes colores. A veces, estoy sintiendo tanto agotamiento en mi interior que me resulta incapaz hasta de articular alguna palabra y entonces justo en ese momento de debilidad extrema siento la caricia del universo para recordarme que está ahí conmigo, que aunque me invada la oscuridad del silencio callado y atormentado, las semillas sembradas con tanto amor en mi corazón siguen creciendo y expandiendo luz. Aunque me parezca que no estoy avanzando, mi alma no está perdida y me sigue guiando, dando forma a mi camino incluso cuando haya momentos donde la vida parece que está siendo grabada a cámara lenta.

Y entonces aparece ella, la fortaleza que renació en mí desde hace mucho tiempo, para darme ese último empuje para superar cualquier emoción intensa y abrumadora, y en ese momento siento como si me elevara en el aire hacia el universo y mi cuerpo jugara con las nubes y se deslizara por las estrellas y ahí todas las piezas se van acomodando de nuevo. Es tan bonito sentir esa recuperación y reconexión conmigo que cada palabra escrita, cada conexión, cada encuentro con mi tribu me recuerda que en mí viven muchas historias unidas y tejidas por el hilo invisible de esa energía amorosa que lo sostiene, tan pura y divina, y por ellas debo regresar a mí las veces que sean necesarias y ahí en ese silencio, en esa quietud donde el reloj parece pararse, el universo me ofrece un espectáculo de luz y de color, lluvia de estrellas que bailan al unísono formando hermandad y me saludan desde ese paisaje maravilloso lleno de energía espiritual que baja del cielo para inundar todo mi corazón y me invitan a acercarme más a mí para disipar cualquier alteración emocional que esté perturbando mi paz interior.

Y en ese estado de quietud que llenó mi espacio estaba a punto de conocer uno de mis animales de poder que se me iba a presentar para dar comienzo a mi nuevo ciclo chamánico. Un animal de poder es un espíritu de la naturaleza, es como un guía espiritual que se relaciona con la madre tierra y es muy potente su energía, energía que podemos sentir a nivel no solo espiritual sino también emocional y qué divino el chamanismo que me abre la puerta a esa parte de la naturaleza en la que la conexión con cada animal de poder que vaya conociendo me aportará su gran medicina.

Y tendréis curiosidad de conocer cuál fue ese animal, pero antes contaros la elevación de mi vibración tras mi primera invocación chamánica.

Me habían advertido lo poderosa que era, pero de verdad que jamás hubiera imaginado que la energía de la armonización fuera a llevarme a mantener una conexión tan profunda con el mundo de abajo, lugar de paz únicamente accesible en la realidad sutil.

Pude experimentar y sentir cómo mi alma se escapaba de mi cuerpo y se elevaba, y entonces el miedo me atrapó y volví de nuevo al ahora, rompiendo bruscamente la conexión. Me tomé unos minutos para relajarme y volví de nuevo a retomar el viaje desde el principio; entonces todo fue más liviano, no tuve la sensación de que mi alma se apartara de mí, pero sí experimenté el viaje al mundo de abajo, mundo invisible al ojo humano.

Cuando abrí la puerta del mundo de abajo, me llegó un resplandor de luz verde que casi no podía abrir mis ojos. Todo lo que podía observar estaba marcado por ese color, un verde intenso y brillante con mucha iluminación. Sendero lleno de árboles, arbustos, plantas, flores de mil colores, la naturaleza ofrecía un paisaje único, un paisaje encantado, piedras inmensas con vida propia, y mientras observaba fascinada aquel escenario tan lleno de magia con mi mirada perdida entre tanta y tanta naturaleza a mi alrededor, naturaleza que me estaba abrazando, susurros del aire, magia y más magia pura con un ritmo de amor que me llevaba a soñar despierta, a sentir dormida, a fluir a través de los canales de energía que me preparaban para el encuentro. Y ahí apareció mi animal de poder. No tuve necesidad de preguntarle porque en ese momento sentí su acompañamiento profundo y un vínculo unido a una fuerte emoción que no hacía falta preguntarle si era él el que venía a mi encuentro porque reconocí enseguida que sí lo era y supe que nuestra relación significaba en mi vida algo más que va mucho más allá de un simple acompañamiento.

No había comunicación con palabras, solo energía que sentí muy adentro y una luz que desprendía un calor intenso y radiante; ese sentimiento me llenaba de paz y supe que por el momento no debía saber más.

Puede parecer insignificante, pero esa primera conexión fue muy intensa en emociones y sentimientos y muy mágica porque no hubo palabras ni susurros, pero sí hubo un lenguaje de luz que me hizo entender que no hacen falta palabras para hablar, solo hace falta una emoción que sepa conectar mucho más allá de cualquier información o conversación porque es un sentimiento tan íntimo, tan penetrante que el corazón reconoce como una relación sagrada al instante.

Durante minutos sentí su mirada fija en mí, estrechando nuestro encuentro y tejiendo un vínculo entre mi mundo y el suyo. Mi animal de poder de ese encuentro era el búho.

Me resistía a irme sin preguntarle si tenía algún mensaje para mí, pero no tuve respuesta y sabía que debía mantenerme callada. Sus ojos redondos seguían fijos en los míos y minutos más tarde entendí que nuestro lenguaje sería de esta forma, un lenguaje de luz sutil que escondía una gran sabiduría y que sería portador de grandes mensajes que iría descifrando más adelante. Nuestra intensa conexión visual seguía desprendiendo misterio para entender esa percepción que me estaba cubriendo, que me envolvía. Rodeó mi aura de luz dorada compartiendo a través de ese lenguaje que él me estaba protegiendo.

Antes de finalizar mi viaje y retomar la vuelta al mundo del medio, el mundo en el que vivimos, al presente, mi alma me dijo que se había creado una sintonía espiritual entre su mundo y mi mundo y que esta era una señal de inspiración para afrontar los secretos de lo oculto del nuevo ciclo al que me estaba enfrentando y mi fuerza me acompañaría a explorar estas nuevas dimensiones y portales que se irían abriendo entre los mundos.

Me esperan grandes desafíos con infinitos significados y memorias que aguardan para ser descubiertas y él estaría ahí a mi lado para ayudarme a ver más allá de una simple historia más en mi vida y para transitar las sombras que ocultan verdades reveladoras y susurran secretos ancestrales ocultos. Su presencia está ligada a mí y pronto sabría más información con detalle sobre nuestra conexión, pero no había prisa, todo llegaría a su debido tiempo y en el momento más adecuado. Por el momento me invitó a observar en silencio e integrar ese lenguaje de luz que desarrollaría mi percepción intuitiva y me permitiría viajar a mi sabiduría interior con confianza para explorar más allá de lo visible y de la oscuridad.

Me permití permanecer unos minutos más escuchando la voz de mi alma que me transmitía mucha paz y me llenaba de confianza para todo el proceso que estaba por llegar. Por muy difícil que pueda parecer cualquier situación, tendría claridad y entendimiento, y aunque pudiera ser algo incomprensible por lo misterioso y oculto que pudiera parecer, todo lo que iba a descubrir en realidad solo sería visto así si lo observaba desde mi exterior y todo tendría otra visión si lo observaba con la mirada interna.

Llegará el momento de descubrir la historia que nos une al búho y a mí, no hay prisas, nuestro lenguaje ya estaba vibrando en la misma sintonía.

Días más tarde también conocí a mi animal de poder de transición que estaría conmigo en esta formación de chamanismo principalmente y me acompañaría en mis viajes chamánicos.

El animal de poder águila dorada.

Águila dorada me ayudaría en mis viajes, a viajar en su compañía y con su seguridad y también me ayudaría en la intención que ponga a cada viaje, con qué propósito quiero viajar y me guiará a conocer, a recibir, a consultar, a sanar, tanto en el mundo de abajo como en el mundo de arriba, con mis animales de poder y con mis maestros de poder.

El viaje hacia los diferentes mundos sería siempre disfrutando de su compañía, pues tiene ese propósito específico, guiarme en este aprendizaje por lo menos hasta que sienta que estoy preparada para continuar sola o si así lo requiere hasta el final de mis días. Me dijo que aún no es momento de pensar en si me acompañará siempre o no porque todo surgirá de manera más natural y siempre puedo pedirle que permanezca a mi lado más tiempo y si no puede ser así llegado el momento yo entendería desde el amor porque la vida siempre me entregará lo que necesite en cada instante.

Ahora solo debía abrazar su presencia, su acompañamiento en mi camino espiritual a explorar aquello que el universo tenga preparado para mí, pues él es un espíritu que se manifiesta en forma animal para acompañarme, para ayudarme a redescubrir quién soy y ofrecerme lo que necesite en mi presente desde el amor incondicional.

CAPÍTULO 3:
AFRONTANDO MIS MIEDOS

Creía que mis miedos ya habían desaparecido, pero no fue así.

Se intensificaron con mayor intensidad porque les di el alimento que buscaban, la emoción del sentimiento de miedo y más miedo. Cuánto más miedo tenía, más miedo sentía y no encontraba la salida en el bucle en el que estaba metida.

Además, tenía más de un miedo con naturaleza diferente y debía superar esa sensación que estaba alimentando y que se hacía cada vez más grande. Mostrarme el camino y sostenerme con vuestra fuerza les pedía a mis seres de luz.

El miedo me atrapaba en la oscuridad de la noche, me hacía su prisionera y yo simplemente me dejaba llevar. Albergaba tan dentro de mí que me despertaba por la noche sin poder dormir, ahí cobraba mucha más vida porque ahí yo me sentía más vulnerable, entonces sentía su dominio en mí. Atrapada, cautiva de una fuerza invisible a los ojos pero intensa en el cuerpo. Mi mente me alertaba de una amenaza mientras mi alma me susurraba amor y ¿qué debía entender como amor? Esfuerzo, confianza, todo tiene un proceso para el crecimiento y no suele ser fácil. La integración del miedo como parte de mi camino es algo que tenía que incorporar dentro de mí como parte importante de mi evolución. Es como un tratamiento de curación desarrollado para la preparación del salto cuántico dentro de mi transformación para la expansión de la conciencia y un mayor entendimiento de mí misma con el universo que me rodea. El miedo debía confrontarme y llevarme a un estado alterado significativo de mi propia realidad para conectarme con una verdad cada vez más profunda, más intensa, más verdadera, más yo.

Y aunque sabía que realmente debía acoger ese miedo como parte de mi transformación interna, no podía entender por qué precisamente ahora cuando más estaba avanzando, cuando más conocimiento tenía, cuando había pasado un año intenso cargado de oscuridades, sombras, densidades que combatí con una valentía increíble.

¿Por qué precisamente ahora, empezando un nuevo ciclo cargado de intensas emociones, de ansias por experimentar nuevas etapas, de alimentar más y más mi alma para nutrir mi interior de poderosas medicinas energéticas?

Me sentía muy frágil, no era la mujer valiente, desafiante, no me atrevía a enfrentarme a mirar en la oscuridad a mi alrededor, cuando presentía que algo o alguien me estaba rondando, me estaba observando, algo tan poderoso que me asustaba.

Lo podía sentir con mucha fuerza en la noche, podía incluso escuchar sus movimientos, podía identificar en qué lado estaba situado de mi habitación, invisible a simple vista pero muy sentido dentro de mi cuerpo, lo presentía aunque no hubiera una evidencia visual que me lo confirmara. La sensación era tan fuerte que no quería mirar, solo me tapaba con las sábanas y no dejaba que ninguna de mis manos se quedara al descubierto. Lo más curioso es que no sentía que fuera de oscuridad, de sombra; aun así, estaba aterrada sin motivo real para estarlo, pero sin poder controlar ese estado.

No entendía por qué este tipo de experiencias se me repetían tanto desde niña y menos aún no entendía cómo es que podía enfrentarme a los seres en tránsito, seres del bajo astral, y ayudarles a ir a la luz sin temor alguno y, sin embargo, este tipo de situaciones invisibles pero tan sensitivas siempre me habían paralizado. Sé que tenían que ver conmigo, pero no lograba llegar a acercarme a aquello que solo yo necesitaba observar de mí.

¿Por qué o para qué? Hacía ya unos meses que había sentido algo parecido cuando ya estaba sanando todo lo que tenía que sanar en la otra casa con mi pasado y me había liberado del karma arrastrado durante miles de años. Tuve esa misma situación y con la misma sensación que estaba sintiendo ahora. En aquel entonces había canalizado que debía sanar y honrar a mi niña interior, sus miedos de infancia, y lo había hecho; pensaba que ya estaba todo curado o al menos eso creía yo.

Me encuentro en el mismo escenario, patrón que llevo repitiendo, como os comentaba anteriormente, desde mi niñez, adolescencia y que me acompañó durante años y volvió a renacer en mí meses atrás. Había algo más, algo mucho más allá de mi niña interior, algo de otra vida de mi alma; sí, era un miedo viajero en el tiempo que se fue arrastrando de una vida a otra y que ahora debía averiguar, indagar, viajar a la raíz de ese miedo, viajar a donde todo comenzó.

Así que debía atender esos miedos, necesitaba encontrar de nuevo las respuestas en mi interior para buscar la solución más adecuada, pero desde el no miedo, no desde el rechazo, no desde la experimentación de una sensación desagradable de la cual quiero huir o luchar. No, no desde ese lugar, no desde la protección a mí misma. Debo observar y sanar ese miedo desde el amor. Aceptándolo y reconociéndolo como un proceso natural que me llevará a explorar recuerdos olvidados para liberar esa carga emocional que pesa tanto en mi presente.

Conecté con mis seres de luz para pedirles que me abrieran el camino a la sanación energética accediendo a las raíces de las memorias dormidas, recuerdos almacenados dentro de mí que provienen de vidas pasadas de mi alma.

Qué necesitaba saber, qué dirección debía tomar, por dónde debía empezar y si no pudieran resolverme ahora todas las dudas, sé que me enviarán la claridad para poder verlas con la visión de mi alma, poder adentrarme en ese tiempo atrás, para conectarme con esas experiencias pasadas que tanta influencia tienen en mi presente, para rescatar ese miedo, curarlo, liberarlo, sanarlo, soltarlo.

Mis seres de luz me dieron unos consejos a seguir: liberación de energía estancada con un lenguaje de luz a través del canto, transformación de la energía renovada en sanación a través del silencio en meditación consciente en la naturaleza y duchas de luz divina. Entonces tendría la claridad que necesitaba para saber dónde buscar la liberación de esas cargas emocionales resurgiendo recuerdos de mis vidas anteriores.

Confiar en que todas esas memorias estancadas llegarán a mí a través de señales, en mi silencio interior durante la meditación, la conexión con mi alma. En mi camino está recordarlo y descubrirlo a través de mi crecimiento personal y espiritual. Sin prisas, lo importante es saber que la misión está en marcha y la conexión con mi propósito de vida se mantiene abierta y enfocada para superar las barreras y avanzar con más claridad, paz y confianza. En mi silencio interior estaba la luz que llevaba dentro de mí para recordarme el valor de la conexión emocional profunda para sanar las heridas en el camino iniciado hacia la renovación.

Días más tarde, sin forzar el momento y tras un encuentro con mi tribu chamánica, me llegó la señal para sentir la energía de la liberación con un lenguaje de luz poderoso a través del canto. Era un canto espiritual que escondía en cada nota unos códigos sagrados que, con solo escucharlos en silencio y conectarme con mi cuerpo, recibiría ese lenguaje de luz en mi interior. Cada nota de ese lenguaje tenía el poder de resonar creando un efecto de transformación divina con una energía curativa que liberaba pensamientos y emociones negativas. Al abrirme a ese canto me convertí en un canal para recibir todo el amor, luz y sanación para liberar esa tensión del miedo que tenía dentro de mí.

Este lenguaje tenía un efecto ancestral muy poderoso y podía repetir esta acción siempre que lo creyera conveniente.

Mientras recibía este lenguaje de luz a través del canto, sentía cómo se despegaba de mí, cómo se elevaba esa energía que no me pertenecía, esa ansiedad, esa angustia, esa presión intensa que me atormentaba en mis noches oscuras al mismo tiempo que el lenguaje de la luz se expandía creando una energía que fluía dentro y fuera de mí y se unía a la energía del universo y se creaba una frecuencia de armonía mientras se iban fusionando ambas energías en luz sagrada.

Después llevé a cabo la siguiente recomendación de mis guías espirituales, una meditación consciente escuchando los sonidos de la naturaleza y permitiendo que el aire, los árboles, las estrellas y la luna transformaran mi energía renovada en sanación, paz y amor, trayendo equilibrio y estabilidad a mi vida.

La tercera recomendación la llevé a cabo una noche un poco antes de dormir. Conecté con mis guías espirituales y también con los doctores del cielo para que me atendieran mientras dormía y me bañaran con la energía de las duchas de luz divina para acabar de limpiar y purificar todo mi cuerpo. El poder sanador de estas duchas de luz energéticas era muy potente y al día siguiente se sentía en el cuerpo.

Me sentí tan poderosa después de esa liberación que esperaba se acercara a mí esa claridad, me permitiera verla, intuirla, me dejara alguna pista en mi camino. No es que hubiera ya liberado el miedo, no, el miedo estaba ahí, podría sentirme más tranquila en las noches porque sentiría la protección de mis guías, pero sin duda algo debía ser sanado de otras vidas pasadas, un dolor arrastrado de pánico y traumas que se ha ido expandiendo vida tras vida y que tenía que atender en esta vida para no arrastrarlo a la siguiente. Llegará ese momento de la liberación, de despertar esos recuerdos dormidos y sanarlos para que no tuvieran tanta influencia en mi vida actual.

No puedo sentirme más agradecida por tanta luz que recibo cada día, por tanta energía con la que los seres de luz me llenan cada vez que me faltan fuerzas y por tanta inspiración.

Sé que ya no hay vuelta atrás, una vez que decidí iniciar mi camino de autodescubrimiento, conecté con mi interior y escuché la voz de mi alma, sabía que ya nada sería igual y quisiera que en mi siguiente vida me recordara mi nueva reencarnación, le pido a mi alma vieja que haga que me recuerde porque todo lo andado en este presente tiene que ser recordado en mi futuro o al menos sentido, quiero dejar huella para mis siguientes vidas, quiero ser recordada porque si así fuera mi siguiente vida seguiría nutriendo mi alma de aprendizajes y conocería mi historia y ojalá pudiéramos experimentar las vidas paralelas o en este presente o el futuro o quizás en un viaje al pasado. Unirnos y juntarnos para entrelazar la biblioteca de las vidas de nuestra alma y poder combatir desde el conocimiento de lo que somos, fuimos y seremos. Así que una y otra vez me recordaré, recuérdame en mi siguiente vida mi alma viajera.

Mi perspectiva de mi vida, de la vida en general, del mundo que me rodeaba había cambiado y cada vez que abría una puerta, me adentraba en un portal que reseteaba mi esencia una y otra vez. Era como si cada vez que esto ocurría dejara más de ser yo, dejara de ser aquella persona que un día fui, dejara más atrás compromisos, obligaciones, pensamientos y despertara a otro amanecer, a otros olores, a otros sabores de la vida. Sabía que cada día sacaba un ticket de viaje de ida pero no de vuelta, sin mirar atrás porque el regreso no existe y si existiera sería imposible de alcanzar. Estoy vibrando en otra sintonía muy diferente dentro de un mundo nuevo y si decidiera detenerme y no seguir avanzando en mi camino, tarde o temprano todo me encontraría de nuevo y me recordaría mi origen, donde pertenezco, a la vida, al universo, al servicio de la humanidad y es ahí donde está mi destino, mi verdad, mi verdadero yo, mi todo.

Un destino incansable, sin final, pues una vez descubres el secreto de tu propósito de vida y decides seguir tu intuición, se hace con un fiel compromiso de lealtad hacia lo que realmente eres, a lo que ves cuando te reflejas en un espejo y volverlo a enterrar sería enterrarse a uno mismo en vida. En mi caso llevaban cientos y cientos de años esperando mi despertar, miles de vidas, miles de personajes. Entonces mi alma no me permitiría quedarme de nuevo dormida, aletargada. Había ansiado este encuentro y estaba planeado y planificado para ahora, aquí en mi vida actual y aunque el tiempo no existe mi presente es este.

CAPÍTULO 4:
EL BASTÓN DE PODER

Día especial el día de hoy en el que participé en un círculo de luz para despertar mis memorias chamánicas dormidas que habitan en mí, memorias de otras vidas en las que he sido chamana y he tenido la oportunidad de vibrar con la sintonía que me han dejado mis ancestros y de lo que he vivido y transitado en esas vidas pasadas. La verdad que de otras canalizaciones que he realizado anteriormente tengo algún recuerdo y momentos de esas vidas, pero sé que tras este día seguro se intensificarán mucho más y tendrán un mayor impacto en mí.

La base siempre es la confianza y el agradecimiento y todo esto me permite soltar todo lo que me limita.

El Maestro Moisés nos ha ayudado a todo el círculo a despertar nuestras memorias ancestrales, antiguas, y nos ha invitado a vernos dentro de nosotros, a reconocernos, a vibrar en autenticidad y armonía con la verdad que late en cada una de nuestras células. Es siempre un honor y un placer inmenso contar con él por toda la ayuda que nos brinda, su apoyo incondicional, su amor se siente tan cerca y tan vivo que su energía se extiende a todo nuestro espacio. Es una sensación de paz infinita cuando estás vibrando bajo el calor de su poder, se siente tan intenso el abrazo, la calidez de sus palabras, nos eleva tan alto que nos hace parecer muy grandes y poderosos, nos hace acoger el encuentro con una calma que sale de nuestros corazones para expandirse y unirse entrelazando cada hilo de luz. Nos invita siempre a conectar con nuestra alma desde nuestro corazón y desconectar del mundo y el ruido exterior porque solo así podremos escuchar la sabiduría de nuestra alma, de nuestro interior. Desde el silencio, únicamente así podremos reconectar con nuestro despertar de nuestras memorias chamánicas. Memorias con las que en otras vidas hemos también conectado y despertado, pues ya es algo familiar.

Bailamos, cantamos acompañando el encuentro y disfrutando de ser libres para brillar, para hacer, para expresarnos, para ser. Ante todo somos libres y tenemos libertad para sentir todo nuestro potencial que irá despertando a lo largo de varios días o meses, pero con la confianza de que nos está guiando para que podamos recordar y podamos atravesar todas las etapas que necesitamos para ese momento porque la activación es extensible a cada una de nuestras células que son las que nos ayudarán en nuestro despertar.

El Maestro Moisés nos ha dado una gran sorpresa, nos ha entregado un bastón de poder para cada uno de nosotros para que lo podamos utilizar cuando sintamos que estamos perdiendo nuestro centro, tan solo debemos dar un golpe en el suelo con el bastón y nos sentiremos anclados a madre tierra y también a planos superiores.

Al servicio de la luz, al servicio de madre tierra, yo soy mujer chamana, mujer de una sabiduría ancestral, yo soy una mujer alineada a la fuerza de la vida y me entrego a la propia vida, integro el bastón en mi interior para cuando lo necesite el despertar será instantáneo, este fue un recordatorio transmitido por el Maestro Moisés que me hace merecedora por tantas vidas llevadas en mi alma al servicio de la luz.

¡Qué corriente tan intensa ha recorrido mi cuerpo en cuestión de segundos! He sentido un poder difícil de definir en mi corazón. Un sentimiento profundo de amor, de paz, de liberación.

No podía imaginar que ese sentimiento me iba a durar unos cuantos días más, algo dentro de mí se estaba removiendo, se estaba recolocando, estaba ordenando los códigos que debían ser activados para recuperar mis memorias chamánicas ancestrales. Poco a poco empezaría a recordar y todo empezará a cobrar sentido, así sin buscarlo. Todo lo que he vivido hasta ahora empezaría a tener un significado más claro. Había llegado mi momento, el momento de ofrecer al mundo lo que tanto anhela mi alma desde hace tiempo en mi encarnación. Recuperaré mi sabiduría ancestral con la que la humanidad necesita conectar. La información me irá llegando y según me vaya llegando la ofreceré al mundo. Esto me hace tener una misión especial en estos momentos de muchos cambios en mi vida, entonces mi alma estará tranquila y se pondrá al servicio.

Sé que tengo que parar, conectar con mi silencio para que pueda canalizar todo el conocimiento que está por venir porque mi personaje, el que soy en estos momentos, intentará desviarme de mi camino, de esta visión y eso no es nada más que mi ego, el ruido de mi mente, pero sé que estoy tan comprometida con esta misión que todo está muy claro y lo voy a ver muy claro a pesar de todo lo que mi mente me quiera incluir en mi camino para hacer que tome ese desvío a donde me quiere llevar.

El Arcángel Miguel siempre me acompaña, lo siento en todo momento y eso me da una paz y una fe enorme para seguir avanzando. Él está a mi lado, me rodea con su energía azul, me acompaña, me protege y si en algún momento me desvío de mi centro, siempre me hace volver al presente, al aquí y al ahora y hace que de nuevo me resetee para centrarme.

Todo en la vida no deja de ser un desafío constante donde el universo nos hace partícipes de todos los entresijos y secretos y cuando uno cree que no habrá más obstáculos siempre llegan sorpresas inesperadas y entonces piensas que todo ocurre como un llamado a la acción.

Soy yo, es mi momento y debo cultivar todo ese poder de acción que siento en mi interior, aceptar y dar tiempo y espacio a cada momento que está por llegar.

Mi bastón de poder me acompaña, ya forma parte de mí, tengo integrado un don muy especial y todo lo que me espera, lo que está por llegar es un reencuentro con mis vidas pasadas, presentes y futuras alineadas en la misma línea temporal. No es el único regalo que recibiré, pues me esperan aún más regalos por descubrir. Todos serán grandes sorpresas con grandes acontecimientos, ceremonias, rituales, círculos, invitaciones a sentir… no importa de qué forma ni dónde ni cuándo, lo importante es que llegarán cuando sea el momento y yo estaré preparada, esperando con los brazos abiertos para abrazar cada instante, aceptar e integrar.

CAPÍTULO 5:
MOMENTOS DE REFLEXIÓN

Otro nuevo amanecer como tantos cuando despierto y me encuentro reflexiva desde el minuto uno y sin darme cuenta fijo mi atención en lo cómoda que estoy con mi silencio. Un encuentro conmigo misma antes de desayunar. Un encuentro íntimo para agradecer haber despertado un día más y bendecir los momentos de la nueva jornada por recorrer.

Desde mi despertar a la nueva versión de mi yo, desde que dejé atrás mi pasado para salir de la zona de confort, desde ese instante en que delante de mí todo se detuvo, desde esa ocasión, desde esa oportunidad y desde ese nuevo respiro y aliento, pienso en cómo ha cambiado mi vida sin planear nada. De hecho, eran otros planes y deseos anotados dentro de mi agenda interna personal que se han ido disipando uno tras otro, sin darme la oportunidad de poder despedirme de mis planes, mi forma de vivir a la que me había acostumbrado y con la que, en aquellos momentos, me sentía llena de plenitud. Creía que lo tenía todo y en realidad no tenía nada. Despiertas un día y ya no queda nada de esa ilusión de vida. Había recibido un aviso de «parar ya» y mi vida se paró por completo. Me resistía a parar, pero más tarde o más temprano el universo hace que ya no puedas avanzar más y te obstaculiza por completo tu caminar para que de una vez por todas te detengas. Con ese parón se detuvieron los sueños de una mujer llena de ilusiones, de proyectos, de metas, de sueños, sí, así fue porque mis deseos dejaron de ser una necesidad que anhelaba, dejaron de ser una ilusión que albergaba dentro de mí con la esperanza de hacerlos realidad algún día.

Y me encuentro ahora reflexionando en esos sueños, en esas ilusiones y ahora sé que nunca me habían pertenecido, no eran míos, no eran para mí.

Mi alma tenía otro propósito diferente y, por supuesto, el universo sabía que ya había llegado al límite del tiempo que me habían propuesto sin yo saberlo con seguridad, aunque no sería porque no me habían llegado señales para ello. Y ese día donde todo cambió había sonado ese cronómetro que avisaba del momento máximo alcanzado para que mi conciencia se abriera a mostrarme esta nueva filosofía de vida, que me haría ver y valorar las cosas y las acciones con una nueva visión de mi realidad dibujada en otra imagen de mi misma vida, pero con otro significado diferente, una visión interna vista desde un lente especial. Especial porque estaba hecha de luz que se situó en mis ojos para darme esa claridad que necesitaba en aquellos momentos tan traumáticos y dolorosos.

Y en verdad, ahora sé que todo fue más simple de lo que se pudiera pensar y me doy cuenta justo en este momento, después de este recorrido espiritual caminado, lo fácil que hubiera sido saber primero lo potente de la conexión con tu alma, con tu interior, con tus dones, con tu sabiduría y de haberle hecho caso hace más de veinte años a mis señales y a mi intuición que me lo ponían delante, pero el velo invisible del miedo impedía que pudiera alcanzar a verlo. Era conocedora de ello, sabía que existía dentro de mí, pero me negaba a observarlo y traerlo a mi consciencia.

Todo ocurre cuando tiene que ser, ya lo tengo claro, estaba previsto que despertara y tenía un plazo que en mi caso venció e hizo que todo sucediera de una manera más brusca, pero que está bien y agradezco y bendigo la forma en la que tuvo que pasar todo porque honré mi dolor, mi enfermedad y acepté que estuvieran en mi vida.

Ahora ya no duele emocionalmente, la herida del alma está sanada aunque la física, la que siente mi personaje, sea totalmente diferente.

Esta reflexión me llevó a pensar en mi pasado, de muy jovencita cuando creía que tenía mi forma de pensar única, diferente, mi estilo de vida poco común al resto de personas de mi entorno, pero que en realidad no era completamente libre ya que, aunque seguía mi propia decisión, me dominaba un poco la influencia que ejercía sobre mí la opinión de los demás. Siempre decía «no me importa lo que opinen los demás, vivo la vida a mi manera», pero no era del todo real, en el fondo funciona mucho más la mente pensante a través del ego y no llegaba a ser un alma libre por muy libre que me pudiera sentir. La realidad era que vivía atrapada por los condicionamientos del mundo exterior, de todo lo que me rodeaba, sin darme cuenta de ello y pensando lo contrario, era prisionera.

Realmente el alma de cada uno de nosotros conoce el camino a seguir y la vida se vuelve mucho más fácil si nos dejamos guiar y escuchamos la voz de nuestro interior y entonces ocurre que la realidad se convierte en lo que nuestra visión interna nos quiere poner delante de nosotros.

Insistiendo en el recuerdo de la parte más traumática y oscura por la que tuve que pasar cuando mi cuerpo entero se paralizó por completo, me doy cuenta de que al mismo tiempo fue la parte que dio más luz a mi vida y que iluminó mi alma soltando chispitas de paz y amor en mi camino, en mi corazón y esa unión de mi camino y de mi corazón, a través de ese hilito que iban formando esas chispitas de luz, fue creando el propósito de mi vida y en esa creación se fue acortando la distancia entre el creer y el crear.

Empecé a unir a mi vida el creer en lo divino, en mi magia, en mi despertar de la conciencia al mismo tiempo que empecé a crear mi nuevo mundo y mi nuevo sendero de vida, mi nueva ruta, mi nuevo mapa, para alcanzar mi mayor tesoro, mi divinidad y mi sabiduría, a través de la expansión de mi luz y mi sombra al servicio del universo para fortalecer y sanar heridas y patrones, ser faro para llevar luz donde haya oscuridad no solo a mi vida sino al servicio de toda la humanidad. Ser fuente de alumbramiento para cada una de las personas que sientan o que aún no sepan que nuestro interior tiene una luz propia y única que nos guía y nos hace la vida más fácil si nos entregamos a ser guiados, acompañados y aconsejados.

Entonces puedo asegurar que mi intuición hizo de GPS para que encontrara mi verdadera esencia en el mapa de mi vida que me guía en mi presente.

Sigo aquí en mi cama, aún sin levantarme, sin tomar mi primer café, escribiendo con la luz tenue que entra por mi ventana de un amanecer perezoso, como si no quisiera despertar al sol. Me encuentro melancólica, con ganas no solo de reflexionar sino también de recordar momentos que han dejado huella en mí porque son los que necesité para dar luz verde a una nueva visión de lo que me acorralaba y me mantenía atrapada y de cómo empecé a ser consciente de ello sintiendo la magia que empezó a florecer dentro de mí. No me cansaré de recordar porque fueron tan increíbles dentro de un dolor inaguantable que sinceramente me faltarían palabras para poder describirlos sin que sonaran surrealistas y contradictorios.

Sí, parece que no puede ser verdad, que esas cosas a las que estamos acostumbrados a ver en películas de ficción, es solo eso, pura imaginación y fantasía. Pero no es así, hay tanta magia que nos envuelve que podemos conectar con lo invisible y no solo unos pocos de humanos, sino todo el mundo tiene ese don, aunque no todos son receptivos a utilizarlo y, claro está, el único requisito es permitir que tu canal se expanda desde la confianza, la conexión con tu interior, con tu esencia más pura y dejarte fluir, sin expectativas, sin prisas, sin juicios.

Solo así podremos destapar ese manto de oscuridad que impide que la luz sea atravesada y que sea mostrada la realidad más divina y mágica que cada uno lleva dentro, que le corresponde.

En mi caso, el dolor físico y emocional me llevó a ese país del mundo mágico escondido, país de las maravillas, jardín de las memorias olvidadas donde todo parece irreal, donde la vida parece un sueño existente y permanente en el presente, un mundo que tiene vida, que habita en nuestro interior. Es nuestro templo sagrado y todos lo llevamos dentro. Anímate a descubrir el tuyo y refugiarte hacia adentro cuando necesites quietud o necesites respuestas.

Entender que todo pasa, todo nos llega cuando tiene que ser puede llegar a ser complejo de asimilar, pero si estamos predispuestos y nos abrimos a ver la nueva realidad, el aprendizaje que traerá a nuestra vida es la mejor enseñanza que pudiéramos recibir y lo que te tenga que llegar o pasar lo recibiremos desde la aceptación, entonces lo podremos entender desde otra perspectiva que solo es entendida por aquellas personas abiertas a otro concepto y filosofía diferente. Abriros a esa nueva visión, no cerréis cambios que podáis experimentar si os dejáis fluir por la fuerza de la naturaleza.

¿Por qué desaprovechar el poco tiempo que estaremos en este personaje, en esta vida, sin darnos la oportunidad de poder ver más allá de lo que vemos en una corta distancia? ¿Por qué quedarnos con esa mirada puesta en lo que solo tenemos delante sin tan siquiera tener la curiosidad de saber qué hay detrás de ese telón si lo levantáramos?

Tenemos la opción de ser curiosos y comprobar por nosotros mismos si aquello que podemos alcanzar a observar nos convence o no. Pero si no nos damos esa oportunidad y solo pensamos que no es real y no merece la pena ni descubrirlo porque nuestro ego así nos lo hace ver, nunca podremos saber qué nos haría sentir, percibir o quizás cambiar en nuestra rutina, y sería una lástima dejarlo para otras vidas futuras de nuestra alma. Como dice el dicho «que no sea por haberlo intentado», porque de eso nunca nos podremos arrepentir. Y ahora mismo, si algo te limita a intentarlo, es tu propio miedo, no tu creencia.

Si lo ves como un aprendizaje de la vida, una experiencia de la que puedes salir fortalecido si te abres a un cambio de conciencia, si pruebas, si investigas, si exploras, no tendrás arrepentimientos antes de dejar este mundo. Se dice, según varios estudios, que antes de morir todos tenemos unas lamentaciones muy comunes en la gran mayoría de las personas, y es que no queremos pensar en nuestro momento de morir y vivimos como si nuestra vida fuera a ser eterna, como si fuéramos a ser inmortales. Y entonces, cuando somos conscientes de que estamos fuera de tiempo, que ya estamos en nuestro lecho de muerte, pensamos en ese coraje que no hemos tenido y la comodidad de la que ahora disfrutamos, la importancia y el valor de las cosas que ahora sentimos, para entonces no significará nada.

Recuerda, la vida pasa a una velocidad de vértigo, nuestro paso en este personaje es un instante, un suspiro en el que nada material nos pertenece, no somos dueños de nada. Por lo que permítete saber quién realmente eres, si estás alineado con tu camino de vida, si tienes la vida que realmente quieres, descúbrete a ti mismo, conecta con la voz de tu alma, con tu esencia, identifica tus miedos, déjate sentir escuchando tu corazón y ámate incondicionalmente. No esperes a quedarte sin tiempo, el cronómetro se ha activado en el momento de tu nacimiento y desde entonces tu tiempo se ha limitado.

Despierta en esta vida, no en otra. No hace falta que avances en conocimientos profundos intensos, pero lo más sencillo, la conexión con tu interior, es una práctica que te traerá una transformación a tu vida llena de cambios positivos muy potentes.

En mi caso, ya no podría continuar mi vida sin la canalización, sin la conexión con mi energía divina, es ya mi rutina, pero también sé la importancia del chamanismo en mi vida. Esta nueva práctica aún por descubrir me abrirá nuevos caminos y, sobre todo, un camino de transformación que podréis ir experimentando conmigo paso a paso.

Aún sin saber cómo será y qué pasará, ya me envuelve con una energía de luz y amor que puedo ya abrazar, que puedo ya sentir porque es algo familiar para mí, ya lo experimenté en otras vidas y mi alma me lo recuerda.

El autoconocimiento me abrirá tantas puertas y sé que la información es tan infinita que nunca llegaré a conocer por completo, pero lo que sí conoceré es la expansión de dones que se irán abriendo y lo mágico de la fuerza tan potente que me envolverá y me cubrirá de una protección asombrosamente única y especial.

Por ese motivo, en este segundo libro quiero seguir compartiendo con todos vosotros el camino que sigo recorriendo y que sigo autodescubriendo y animaros a que conozcáis el vuestro, único y verdadero para cada uno.

Ahora sí, hora de tomar mi primer café de la mañana, pero antes momento de enraizamiento con madre tierra para sentirme sostenida y enraizada. El día ya está soleado, así que después de un buen chute de cafeína, un paseo matutino de meditación consciente para conectar con la naturaleza que me rodea, con el aire, con la brisa del mar y regresar con las pilas recargadas a mis prácticas diarias.

CAPÍTULO 6:
CEREMONIA DE INTEGRACIÓN DE HABILIDADES Y DONES

Hoy formé parte de una ceremonia de recuperación e integración de dones, las capacidades y las habilidades de mis ancestros.

Descubrir y expandir todos los dones que manifestaron en el pasado.

Realmente fue una ceremonia llena de magia, como todos los encuentros que llevo realizando, siempre cargados de memorias y aprendizajes.

Preparé mi espacio con la luz adecuada, tenue, una velita encendida y un atadito de salvia blanca para armonizar. Mis guías me acompañaban, también mis ancestros estaban presentes cantando al mismo tiempo que rodeaban energéticamente mi cuerpo.

El sentimiento de paz durante toda la ceremonia recorría todo mi ser, sentí que era luz, pura luz verdadera y mágica.

Luz que habitaba en mí desde siempre, pero que había reaccionado y conectado intensamente con mis vidas pasadas y con las vidas de mis ancestros. Podía percibir plenamente esa sensación, como la luz iba conectando cada vez con mayor fuerza con lo que fui, con lo que emané en otras vidas, con lo que mis ancestros vivieron, y noté cómo me iba nutriendo y alimentando cada vez más de dones, capacidades y habilidades de mis ancestros. No es que ya pudiera ver claramente que tenía los dones anclados a mí, sino que sentía cómo mi cuerpo se iba alimentando de toda la información de mis vidas pasadas en otras civilizaciones y experiencias de mis ancestros, y sabía que ya se iban adentrando en mí, estaban regresando a mi corazón, conocimientos, actitudes, habilidades que ya sostuve, que ya integré y que ahora iban a despertar en mí poco a poco para poner al servicio de la luz.

Así que me permití seguir sintiendo al mismo tiempo que mi cuerpo se iba amamantando de toda esa energía ancestral que mi alma y mis ancestros nos estábamos abriendo a integrar de forma unida y entrelazada con la unión de nuestras vidas.

He salido tan fortalecida de la experiencia porque ha sido tan intensa la emoción recibida y sentida que solo podía estar agradecida por todo el amor con el que me han cuidado durante la ceremonia los seres de luz, mis guías y, por supuesto, mis ancestros.

Esa misma noche, mientras dormía, volví a tener un cuadro inquietante de la parálisis del sueño que de vez en cuando eran usuales en mí.

Habían pasado meses desde la última vez que había vivido estas experiencias. Mi cuerpo no despierta, pero mi cerebro sí.

Mi cuerpo se paraliza mientras va teniendo sensaciones raras, extrañas, escucho ruidos, siento presencias a mi lado, siento que me quieren tocar… En esos momentos siempre quiero gritar, llamar a mi marido pidiéndole ayuda, pero nada, estoy completamente atrapada en mi cuerpo, sin poder moverme, angustiada y aterrada. Son momentos desesperantes llenos de inquietud y miedo que duran minutos, no sé muy bien cuánto tiempo pasa, lo que sí siento es que parecen interminables.

Parece que no fuese real, ¿verdad? Parece que me estoy inventando una historia fantástica, entre el sueño y la fantasía, pero no, creedme que la experiencia de estos episodios no se la deseo a nadie y quien la sufre o la ha sufrido en algún momento sabe que es algo muy desagradable.

Como os contaba, ayer por la noche de nuevo pasó y justo el mismo día en el que realicé la ceremonia para despertar mis dones y habilidades ancestrales para traer a mi presente todas las memorias de los dones de mis ancestros. No puedo asegurar que haya tenido algo que ver o no, pero lo cierto es que fue una noche movidita y que cuando me desperté tenía unas ojeras enormes, un terrible dolor de cabeza y un malestar en mi estómago. No me encontraba nada bien.

Os relato la experiencia: mi cerebro estaba muy despierto, podía escuchar la respiración de mi marido y mi perrita mientras dormían, el ruido de los coches en la calle, estaba sin duda despierta, pero el resto de mi cuerpo seguía dormido, no respondía, incapaz de moverse, incapaz de abrir mis ojos, estaba desconectada, solo mi cerebro se encontraba muy activo y todo esto lo piensas mientras ocurre, es decir, en mi cerebro estaba la sensación y el pensamiento de «otra vez, atrapada en mi cuerpo completamente bloqueada» y en ese instante todo da comienzo, el sueño, la imaginación… Pero todo comienza en décimas de segundo y se desencadena aún más el horror y el pánico.

Ya no es cuestión de sentir miedo y taparte con las sábanas teniendo sensaciones de no estar sola y sudando sin parar, no, no se trata de eso, va mucho más allá.

En esos momentos el mundo de los sueños se presenta real o más bien el mundo real se presenta ante mí dentro del mundo de los sueños.

Sentí que mis piernas se arrastraban por mi cama hacia abajo, estaban tirando de ellas pero no sentía que algo o alguien lo hiciera, querían sacarme de la cama y parecía algo invisible, solo percibía la sensación. Por otro lado, sentía que otra fuerza me retenía, era como una lucha entre querer arrastrarme por un lado y tirar de mí por el otro. No sabía si era mi cerebro que enviaba energía a esa fuerza invisible para que cesara o que mis seres de luz me estaban ayudando, pues siempre me cuidan día y noche. Quería moverme y no podía, gritar y tampoco avisar de ninguna manera a mi marido. En ese momento pensé: «Es la parálisis del sueño, no pasa nada, tranquilízate, todo pasará, respira lentamente e intenta controlar la situación». Imposible, no podía aplicar en ese momento la teoría cuando la práctica era tan intensa y angustiante. Ahí estaba luchando contra una fuerza invisible intentando que no me arrastrara fuera de mi cama hasta que, sin saber cómo, era como si se hubiera cortado un hilo cuando bruscamente mis piernas se encogieron y se apartaron del borde de la cama aunque seguían inmóviles. Mi cuerpo entero continuaba paralizado con las piernas encogidas. Así que me mantuve en esta posición un rato, en estado de alerta, vigilando que no intentaran de nuevo arrastrar mis piernas.

Cuando mi cuerpo se despertó por completo y ya siendo consciente de que estaba completamente despierta, recordé ese momento que estaba muy intenso aún en mi cabeza y tenía en el cuerpo la emoción que me había dejado de angustia y pánico.

Llevaba bastantes meses experimentando que dentro de mis propios sueños mi cerebro se mantiene muy despierto, hablo conmigo misma, hasta pienso cosas que no tienen nada que ver con el sueño dentro de mi sueño, cosas que están en mi memoria como qué es lo que tengo que hacer al día siguiente, opino conmigo misma sobre lo que está pasando en el sueño, a veces hasta doy mi opinión, de la misma forma que si estuviera viendo una película y estuviera hablando, pensando, opinando, exactamente igual pero dentro de mi sueño, otras veces me desvío pensando en otras cosas y me digo: «Ya pensaré en ello, tengo que volver al sueño». Como si una parte de mí tiene el sueño y la otra parte está de observador de ese sueño. En alguna ocasión he cambiado la versión de lo que estaba soñando, quiero decir, es como si diera una orden de «por aquí no, por el otro lado», porque siento que mi cerebro tiene el control de poder intervenir si lo desea. Sé que estoy soñando y sé que puedo controlar mi sueño. Difícil de explicarlo y de definirlo. Parece surrealista, pero me ocurre. No es inquietante, es más bien asombroso, fascinante. Al ser tan recurrente, me puse a indagar y se le llama «sueño lúcido» o «consciente», que es estar consciente mientras sueñas. Al día siguiente de estas situaciones me encuentro siempre débil y muy cansada y solo recuerdo la parte activa de mi cerebro pero no el contenido del sueño.

Pero esta vez fue de nuevo la parálisis del sueño y no los sueños lúcidos o conscientes. La experiencia había sido mucho más espantosa y mi emoción fue de una inquietud más profunda.

Esa mañana cuando me desperté estaba muy mal, tenía un dolor de cabeza espantoso, bloqueada la cervical y los hombros y me encontraba muy mareada.

Tenía unas ojeras muy marcadas y cara de enferma. No sabía si tenía que ver algo en todo esto la ceremonia del día anterior para recuperar todos los dones y habilidades de mis ancestros, ya que a veces en algunos rituales, meditaciones, ceremonias, círculos, es habitual que se remuevan cosas dentro de mí misma, se mueve el cuerpo físico, el cuerpo emocional, mental y espiritual y en mi caso, a veces, me afecta muchísimo y es algo normal que tenga este efecto que debo transitar porque se hace inevitable tener una pequeña crisis sin más para llegar a tener una evolución y para ello debía abrirme a esas pequeñas crisis de sanación.

«¿Qué debía hacer?». Como siempre, preguntar a mis guías espirituales y a la fuerza de la vida que me sostiene para que me dieran claridad para recolocar lo que fuera necesario para ajustar mi equilibrio o para que lleve a cabo las prácticas que ellos me aconsejen que me conduzcan a abrazar esa experimentación en su totalidad o me ayuden desde la comprensión y aceptación.

Y ellos me han tranquilizado y enviado energía para mi recuperación, pues resulta que como durante el sueño es cuando estoy más desprotegida, cuando estoy más vulnerable a las densidades oscuras, se acercan los espíritus del bajo astral y en cierta manera se aprovechan de mi estado tan frágil y vulnerable en esos momentos haciendo que mi cuerpo sufra ese impacto emocional. Por ese motivo me puedo encontrar también más cansada por las mañanas cuando me despierto. Consumen mi energía y hacen que vibre en una frecuencia muy baja al estar en ocasiones débil, triste o cansada. Ocurre en varias ocasiones aunque soy consciente de muy pocas. Necesito estar consciente en mi subconsciente, es decir, traer lo inconsciente a lo consciente, entonces este tema debía trabajarlo más para que fuera más visible para mí.

Sí que es cierto que estaba pasando una crisis debido a la ceremonia tan intensa de recuperar los dones ancestrales que están en mi memoria celular, que están en mi ADN, para despertar la esencia que habita en mí y actualizarla con la energía actual.

Esta crisis durará unos días. Debo pasarla desde el abrazo a ese despertar que no será de un día para otro pero que irá despertando mi ADN dormido y que será muy importante, pues este despertar no es solo para mí sino que es para un bien comunitario, para las siguientes generaciones que vendrán y estoy en un momento clave para ello. Todo lo que voy experimentando, lo voy sembrando, voy poniendo cada semilla en el lugar que le corresponde, las cuales irán formando y desarrollando raíces profundas de las que crecerán grandes hojas que den inmensos frutos. Sembrar para recoger, no es de un día para el otro, con confianza y fe la cosecha la podré ver cuando esté listo el cultivo y como toda cosecha puede variar en el tiempo y los ciclos de maduración de cada cultivo dependen de varios factores.

Con respecto a la experiencia vivida en la parálisis del sueño me aconsejaron hacer un tubo de luz, un ser en tránsito necesitaba de mi ayuda, no era la primera vez que intentaba captar mi atención pero sí era la primera vez que me había pillado, por decirlo de alguna manera, más débil y vulnerable y por eso había sido más traumático para mí su llamado.

Algunos de los días en los que tuve mucho miedo por las noches, las noches oscuras del alma eran no solo por vidas pasadas sino también por energías estancadas, por densidades que estaba sintiendo, y por ese motivo debía también hacer una buena limpieza de energías densas.

Horas después decidí hacer el tubo de luz, esta práctica es realmente especial para mí porque siento este llamado muy arraigado en mí desde hace mucho tiempo pero hace años, el hecho de llevarlo a cabo me producía un miedo espantoso y me paralizaba el solo pensar en ello y ahora sé que es parte de mi camino ser de guía y ayuda en ese tránsito a la luz.

Me preparé para la ocasión para estar bien protegida y enraizada e invoqué a todos los guías y seres de luz que quisieran estar en el encuentro para ayudarme, sostenerme y guiarme, sobre todo porque físicamente no me encontraba muy bien aunque ellos ya me habían comentado que estaba fuerte para llevar a cabo la sesión, siempre lo consulto previamente para que me aconsejen, sobre todo cuando tengo dudas.

Empieza la sesión, con mi intención abrí el tubo de luz y en ese momento se acerca un hombre alto hacia mí, podía sentirlo y visualizarlo mentalmente cómo era. Estaba muy débil, pálido, su cara casi era de un color azul grisáceo, se notaba muy cansado y abatido, sin fuerza alguna. Justo cuando le iba a ayudar a que subiera por el túnel de luz apareció una mujer de aspecto malvado que intentaba asustarme y quería evitar que ese hombre fuera a la luz.

Intenté que fuera ella primero, pero fue imposible, así que le pedí ayuda al Arcángel Miguel para que desenmascarara a esa mujer y dejara ver quién realmente era.

De ese disfraz de mujer malvada salió un hombre muy pequeñito, asustadizo, que echó a correr al tubo de luz. Fuera, el obstáculo se hizo más sencillo; convencer a aquel hombre tan cansado y débil de que tomara la decisión de subir por el túnel y ascender a través de la columna de luz.

Limpié mi cuerpo de densidades aprovechando el tubo de luz y también la casa, y lo cerré para dar por concluida también la sesión.

Pensaba que era alguien relacionado con esta casa donde me encuentro, pero no era así; era una persona de hace muchísimo tiempo atrás, de un pasado no relacionado conmigo, pero sí con el entorno en el que me encontraba.

CAPÍTULO 7:
CRISIS DE SANACIÓN ENERGÉTICA

Llevo tres días desconectada porque he estado enferma. Esta vez sí era necesario descansar por un periodo más prolongado porque he estado un poco débil debido a una crisis de sanación provocada por la intensidad de los viajes, de mis propias sanaciones de traumas, de ayuda a seres en tránsito y por empaparme de emociones que me hacen vibrar bajito al ayudar a terceras personas.

Nada serio, es un proceso natural que experimenta el cuerpo tras sesiones de integración, mi ofrecimiento de ayuda a terceras personas, limpiezas, rituales, ceremonias, activaciones… y que no es otra cosa que la liberación de tensiones, traumas, densidades, etcétera, que ayuda a limpiar para equilibrar de nuevo la energía del cuerpo. Aunque ya estoy acostumbrada, no es muy agradable sentir tanto malestar, pero me ayuda la fe y la confianza en el proceso curativo de la etapa de transición que mi cuerpo está experimentando.

Así que tres días intensos de dolores en el cuerpo, malestar de estómago, cansancio, falta de energía, migraña… pero realmente merece la pena para llegar a alcanzar el equilibrio necesario para continuar mi camino.

Es una limpieza pura que necesita mi cuerpo para expulsar todo lo que no deba estar en mí. A pesar de lo incómoda de la situación, me dejo fluir y, como dice mi maestra, es como un detox energético que reequilibra todo el cuerpo.

La recomendación principal es mantenerme hidratada bebiendo bastante agua y mantener mi vibración alta dentro de lo posible, visualizando mi paz interior, la sanación de mi cuerpo, enraizamiento, ayuda de los guías y seres de luz para llevar lo mejor posible la crisis de sanación energética, y sinceramente no dura más de tres días. Algunas personas de mi tribu chamánica no tienen síntomas o sus crisis de sanación solo duran un día, pero en mi caso y hasta ahora estoy asignada al número tres. Así que tres días para recuperar y sanar.

Y aquí me encuentro de nuevo y realmente no sé por qué motivo esta mañana estoy un poco agobiada. Es de esos días en los que no consigo poner atención en mi centro y me despisto de mí misma, de lo que pasa a mi alrededor. Veo pero no veo, observo pero no observo, escucho pero no escucho. Supongo que a vosotros alguna vez también os ha pasado, sentirte ausente de todo al mismo tiempo que estás presente de todo. Pues así estoy sin estar. El mundo pasa por mí, pero yo no paso por el mundo.

Cuando me siento así, me reconforta aislarme durante unas horas del ruido exterior y solo estar a solas con mi silencio y mi respiración, manteniendo alejados cualquier pensamiento que pudiera perturbar mi paz, mi calma, mi quietud.

Como ya sabéis, para mí el silencio es tan poderoso que lo necesito en mi vida de manera cotidiana, y el silencio es algo que llevo integrado en mí desde niña. Me refugiaba en él sin saber que era tan beneficioso para mí y creciendo con la creencia de que era extraña, rara, porque normalmente en mi época los niños no solían aislarse, no solían querer estar a solas encerrados en su habitación sin hablar con nadie y solamente escuchar, sentir y dejar volar en algunas que otras ocasiones la imaginación viajando a mundos irreales construidos dentro de la mentalidad de una niña. Esa era yo, así crecí, aislada por momentos, más bien aislada en los momentos que mis padres me permitían sin hacerles enfadar por mi lejanía.

Siempre comentaban que era «una niña rara» y eso me hacía sentir diferente. ¿Por qué me sentía tan cómoda y familiar en mi silencio y, por otro lado, me hacía sentir tan diferente cuando a los ojos de los demás era tan incomprensible mi comportamiento? Ellos lo veían como una distancia familiar y jamás se pararon a pensar qué era lo que me producía esa tranquilidad, esa quietud que me aportaba ese silencio conmigo misma.

Así que crecí sintiendo que algo en mí no encajaba y esa situación tenía una reacción fuerte en mí que se reflejaba en tristeza, pues era imposible para mí expresar de forma adecuada y clara aquel sentimiento que encontraba en mi propio silencio. Por ese motivo también sufrí un bloqueo de garganta, no podía tragar bien la comida y me atragantaba mucho; incluso aún hoy en día me sucede. La garganta tiene un vínculo con el mundo exterior porque se dice que hace de puente entre nuestro mundo interno y el exterior, entre lo que callas y lo que sostienes, y permite expresar hacia afuera nuestros pensamientos y sentimientos. Esa fue la causa que me llevó a contener esa emoción reprimida, ese miedo a ser yo misma, esa limitación de mi parte auténtica por miedo a ser juzgada o rechazada, y es que me invadió por completo un sentimiento de culpa, de duda, porque una parte de mí pensaba que ellos tenían razón. Entonces me sentí tan pequeña en un mundo tan grande que lo único que pude hacer era no decir nada.

Y es que hay cosas que no se pueden decir con palabras… pero se sienten muy fuerte, y esa era lo que yo sentía desde niña, era la conexión con la voz de mi alma. Era pura magia y no lo sabía, era un amor puro y verdadero lo que estaba dentro de mí. Era mi yo más auténtica que intentaba hacerme recordar desde mi niñez y de la cual me fui alejando y fui rechazando.

Y por esa razón, el haber encontrado el significado espiritual y sanador del silencio y haber sabido que es tan poderoso para fortalecer la conexión con mi propia esencia hacia la escucha de la voz interior fue un descubrimiento en mí muy potente y agradecí haberlo integrado en mí desde tan chiquitita porque, en cierta manera, mi camino de vida ya se estaba preparando en esos primeros años de mi infancia, se preparaba para la sabiduría y la guía divina que me estaba acompañando sin darme cuenta.

¿Qué creéis que hice? Conectar con mi niña interior y calmar ese dolor, ese miedo a ser rechazada, ese sentimiento de sentirme rara, calmar las palabras que no pudieron ser dichas, las palabras que no expresé, que no dejé que salieran de mi garganta… porque guardar una situación de forma permanente dentro de ti no es la solución, el no expresar lo que sentimos en el momento nos hace almacenar en nuestro cuerpo emociones que quedan ancladas y privadas de libertad.

Y es por eso ahora que conozco el valor del silencio me refugio mucho más intensamente en él porque me hace viajar a mi interior y sacar las emociones más profundas, más intensas, fuera ruido molesto para encontrarme con lo más imprescindible de mi existencia, mente y corazón unidos para un solo propósito, para una maravillosa oportunidad de conectar con mi paz interior, tan esencial para calmar cualquier estado de amenaza que perturbe mi serenidad. Me hace recordar momentos de mi infancia, me hace recordar señales que no captaba y me hace agarrarme con fuerza a ese camino de meditación donde la verdad se abre paso en el tiempo.

Y ¿qué es lo que siento que me está agobiando hoy? Realmente no poder cumplir en algunas ocasiones con las metas que me he propuesto. Soy muy exigente conmigo misma y muy metódica, no quiero decir que no admita en mi vida errores o equivocaciones, al contrario, son parte de un aprendizaje continuo que me llevan a evolucionar, son parte de la vida. Lo que quiero decir es que debo deshacerme de mi parte tan perfeccionista, de mi propia autoexigencia.

Debido a mi enfermedad tengo limitaciones en mi cuerpo y me pongo metas muy elevadas que, en la mayoría de ocasiones y debido a mi situación, no porque sean difíciles sino porque mi cuerpo no me acompaña y me limita a que se hagan realidad a la velocidad que yo quisiera. Eso hace que me derrumbe alguna que otra vez y a eso sumo el estado de baja autoestima que me hace sentirme insatisfecha con mis prácticas, con mis ritmos, con mi vida.

Y realmente son solo opiniones mías, más bien son opiniones de mi egoísta ego que, por supuesto, siempre intenta que no avance por el camino que quiero recorrer. Quiere adueñarse de las decisiones que tomo y aprovecha el más mínimo signo de debilidad para tener influencia sobre mí y hacerme dudar y no escuchar mi intuición, no escuchar los susurros de mi alma porque la verdad es que mis seres de luz siempre me están apoyando y animando e incluso cuando no tengo fuerzas me elevan para que pueda sentir intensamente la capacidad que tengo para sobrellevar todo lo que me disponga. Aunque mi cuerpo no me acompañe físicamente, me ayudan con refuerzo mental y me equilibran para que pueda cumplir con muchas de mis tareas a pesar del sufrimiento que me produce.

Reconozco que tengo como tarea pendiente aprender a gestionar mi propia autoexigencia porque es mi ego el que la impone, es el personaje, pero no mi alma. En realidad, estoy cumpliendo con mi propósito de vida y avanzando en mi camino en los tiempos marcados y todo está bien como está. Entonces debo apartar cualquier restricción mental impuesta por mi propio ego y no permitir que me domine en ninguna de las circunstancias de mi vida y principalmente en la que a mí más me domina, mi autoexigencia, porque la perfección no existe y uno debe aceptar los límites para seguir creciendo y avanzando, pasito a pasito, sin prisas. Así se consigue aquello que buscas, así te encuentra aquello que necesitas, así se consigue la versión más auténtica de uno mismo, la versión más real, la que te da estabilidad, confianza, seguridad, equilibrio, esperanza, cualquier emoción que eleve tu frecuencia a un estado superior y desde el cual puedes conseguir aquello que te propongas. Esa es la verdadera vibración que se necesita para cumplir con las metas que uno se fija en su proyecto, en su proceso, en su propósito.

Así, de esta forma, desde mi silencio fui entrando en quietud y de nuevo estaba preparada para afrontar el día con ilusión, entusiasmo, entregada al servicio, a la luz. Firme y decidida a seguir avanzando, a seguir navegando entre mundos y preparada para conocer más en profundidad el mundo de abajo.

CAPÍTULO 8:
ENCUENTRO CON MI TÓTEM

Empieza el mes de noviembre y continúo avanzando en mi despertar de la chamana que soy. Tenemos la propuesta este mes de avanzar nuestro viaje por los mundos sutiles, conocer mi tótem y mis animales de poder que me acompañan y que lo harán a lo largo de toda mi vida y los que lo harán por un tiempo determinado, también empezar a dar mis primeros pasos con la sanación chamánica para mí y para otras personas y la creación de amuletos de poder y todo esto lo iré descubriendo viajando al mundo de abajo. No podía ser más maravilloso este mes. ¡Qué gran regalo!

Voy a empezar por viajar a conocer mi tótem. No sabéis cómo me intriga conocer qué animal sería si no fuera humana, esto es lo que quiere decir «tótem»: la representación de si yo fuera un animal, ¿qué animal sería?

Me preparo, como siempre, con mi invocación chamánica y pongo mi intención en ir a descubrir mi tótem. Está en mí, no fuera de mí y soy yo porque identifica mi esencia. Cuando lo conozca encontraré una parte de mi verdad, de mi medicina, entenderé mejor mi misión de vida porque me ayudará en mi camino. Fascinante, ¿no creéis?

A través del sonido de mi tambor pongo mi intención en ir al mundo de abajo a reconocer mi tótem y vibrar con él, con su energía y fortalecer mi vínculo para que esté conmigo en los momentos que más le necesite.

Le pido ayuda a mi animal de poder águila dorada, ya sabéis que es mi compañera inseparable en los viajes chamánicos de mi formación y que siempre viaja a mi lado ofreciendo su apoyo y estabilidad cuando se presenta en mí debilidad o alguna emoción importante.

Cierro mis ojos y me dejo fluir hacia el mundo de abajo. Una vez allí y mirando a mi alrededor en busca de mi tótem, varios animales me saludaban y me recibían, pero ninguno de ellos se identificaba como tal.

Siguiendo mi intuición seguí caminando por un sendero lleno de árboles y praderas de un tono verde muy luminoso, como de cuento. Parecía que estaba en un lugar donde la magia hace que el paisaje sea de cuento mágico. Caminaba mirando a mis pies desnudos sobre la tierra y la sensación era de estar haciendo ese viaje desde mi presencia, es decir, siendo la protagonista y no la observadora como en otras ocasiones solía ser. Quiero decir que sentía la hierba tocando mis pies y era muy real.

De pronto, sin apartar mi vista del suelo, veo unas patas enormes delante de mí, levanto mis ojos y una paloma blanca inmensa estaba frente a mí mirándome con sus ojos muy vivarachos, muy penetrantes. No hubo preguntas, no hubo comentarios, mi corazón me decía que había encontrado a mi tótem porque la sensación que recorría mi cuerpo era ya suficiente para darme cuenta de que era ella. Al reconocerla, su tamaño cambió, se hizo más pequeña.

Estaba feliz porque ya sabía que si fuera un animal sería una bonita paloma blanca, símbolo de paz, amor, pureza y de esperanza. En décimas de segundo me vino una reflexión a mi cabeza y era que en tantas oportunidades de la vida, sobre todo en momentos difíciles, cuando era muy jovencita y no sabía mucho de la vida, me sentía muy afortunada porque dentro de mí siempre reinaba la paz e intentaba aprovechar ese sentimiento para unir, equilibrio y mente para abordar la situación con esperanza.

Sin saberlo comprendí que por aquel entonces ya estaba recibiendo mensajes divinos porque estaba presente conmigo brindándome la calma que necesitaba y haciéndome de guía para adentrarme en mi interior para encontrar nuevas vías de superación, nuevos caminos, nuevas oportunidades siempre desde una mirada serena, una conexión emocional que no identificaba pero que me traía paz interior.

Qué sorpresas me estaba llevando con todo el conocimiento profundo de la formación de chamanismo, hilos que estaba uniendo de todas las etapas de mi vida, todo entrelazado y sellado y cuántas comprensiones de situaciones vividas que agradezco ahora porque sé que tuvieron que estar presentes en mis experiencias.

Y toda esta reflexión la trajo a mí, mi tótem, mi paloma blanca, mi yo, para que realmente me identificara con esos momentos de conexión, con tantos y tantos encuentros en los que he podido interpretar que estaba allí, que era mi otro yo, la parte animal y no humana, la parte que en aquellos momentos tan difíciles, amargos y emocionalmente fuertes hacía que me cubriera con mis alas blancas para darme mi propio calor, para bañarme de consuelo y al mismo tiempo impregnarme de la sabiduría de la divinidad.

Seguía con mi mirada puesta en la suya, ahí delante de mí y sus ojos eran como un espejo donde podía reflejar mis propias emociones y sentimientos. Mi tótem, mi paloma blanca, sabía que sobraban palabras en ese momento, no eran necesarias, nuestros gestos ya eran señales suficientes de interpretación de lo sutil de nuestro lenguaje no verbal.

Habría tiempo para conocernos más al igual que pasó con mi animal de poder búho. Habría tiempo para trabajar juntas, así que me invitó a irme, a regresar de nuevo al mundo del medio, pues aún estaba por descubrir mucho más de todo lo que me esperaba, de todo lo que estaba por descubrir, por explorar, por dar vida en mi vida. Por reescribir en mi historia.

Agradecida, antes de irme honré el momento con un baile alrededor de mi tótem y me fui con la compañía de mi águila dorada de nuevo a mi mundo del medio, a mi realidad e inmensamente feliz por haber tenido ese encuentro.

CAPÍTULO 9:
MENSAJE ESCONDIDO

Mensaje escondido preparado para ser encontrado.

Echando la vista atrás y observando desde mi interior todo el recorrido de mi proceso evolutivo del despertar de mi conciencia, me he dado cuenta de los cambios tan significativos que he tenido en mi vida y cómo están afectando a mi realidad.

Mi proceso de autodescubrimiento y autoconocimiento ha tenido impacto en todo lo que me rodea y quiero expresaros mi verdad, mi proceso. Ahora que estoy más ligera, que me he liberado de algunas cargas que no me correspondían, que he soltado expectativas, que sé quién soy o por lo menos qué es lo que quiero. Ahora que tomo conciencia de la importancia de fluir con la vida y no ser esclava de ella, ahora que escucho mi voz interior, el canto de mi alma. Ahora es cuando mi proceso de transformación está floreciendo, lo he cultivado, regado, mimado, le he dado mucho amor y ahora está regalándome mis propios frutos. Sé que me queda mucho que madurar, que sanar, que experimentar, pero poder percibir en mí el nacimiento de las primeras cosechas, de los primeros beneficios que están dejando en mí cada uno de mis progresos, de mis avances, es la recompensa más fructífera que he podido sentir.

Sufro de muchos altibajos, ante todo soy humana, pero me siento confiada porque dispongo de mis propias herramientas de autoayuda, las que necesito para recomponerme, para volver a levantarme, para continuar mi camino y por este motivo me siento segura, confiada y protegida por mis guías, seres de luz y animales de poder. Los mejores espectadores que pudiera tener para mi escucha son ellos, los que siempre me entienden, los que siempre están ahí, los que nunca se enfadan si me despisto en mi camino, pues siempre me dicen que a veces uno necesita perderse para volver a encontrarse. Son amorosos, pacientes y los mejores consejeros que se pueden tener. Siempre han estado ahí, lo sé, pero cada día los siento más cerca de mí.

Y os estaréis preguntando qué cambios estoy experimentando en mi transformación personal. Lo más significativo y relevante es el desarrollo de mi intuición, de mi percepción. Los mensajes que me llegan sin pedirlos, con una claridad tan mágica, sin necesidad de ningún tipo de conexión, se abre mi corazón y mi mente y canalizo casi continuamente y en cualquier lugar, incluso puedo llegar a sentir lo que otra persona que está a mi lado o cerca de mí está sintiendo.

Experimento también el poder de ver más allá de las sensaciones, de las emociones, de mis propios sueños mientras estoy dormida.

Poseo una habilidad grandiosa para entrar en conciencia con mi presente, calmar mi mente, entrar en contacto con lo sutil, con mi voz interior, con mi intuición para sentirme abierta a todas las señales inconscientes y bajar la información más allá de lo tangible.

Cada avance en las prácticas chamánicas, canalizaciones, rituales, ceremonias, cada tiempo dedicado, cada energía invertida es una expansión de un portal que se abre y me da acceso a una mayor sabiduría, es como si se me concediera un nuevo don que trae a mi mente aquello que está en mi subconsciente que me pertenece o que no me pertenece porque son de mis ancestros, mis vidas pasadas y con la ayuda de mis queridos y amados seres de luz puedo interpretar cada uno de los mensajes o al menos la información que deba saber en ese momento porque no siempre puedo tener la información que desee y esto puede ocurrir porque no es importante saberlo en este momento o porque aún no estoy preparada para ello.

Se activa mi brújula interior y en muchas ocasiones sinceramente preferiría no tener tanta percepción, pero acepto que es parte del proceso de transformación, de crecimiento espiritual y de mi camino de vida. A medida que navego más y más por las aguas de mi interior descubro más capas profundas de mi don ancestral, se pone en modo «on» mi voz interna y los mensajes empiezan a llegar, mensajes siempre muy valiosos.

También mi tercer ojo está jugando un papel esencial en mi transformación, me abre a nuevas dimensiones expandiendo mi conciencia dentro de la conexión con mi interior y me transporta a percibir más allá de lo que mis ojos pueden ver, más allá de lo invisible.

También tiene una parte más compleja y es que cuantas más y más capas vas descubriendo, sanando y soltando, más y más capas se van expandiendo y abriendo y son interminables y la verdad es que efectivamente nunca hay fin, pero todo es progreso, evolución y transformación.

No puedo nada más que honrar estos momentos de expansión, de cambio que estoy viviendo que me permiten seguir caminando mi sendero sagrado espiritual. Todo, absolutamente todo está tan mágicamente tejido que lo que tenga que ser será, pues así está ya escrito.

Los que hayáis leído mi primer libro Viajando al pasado para sanar el futuro* ya sabréis que por mucho que intentaba alejarme y evadirme de mis momentos más oscuros más presentes estaban, más se pronunciaban para que no perdiera el foco de lo que realmente tenía importancia en ese momento. A mayor distancia mayor acercamiento y mayor era la densidad, pero también mayor era la luz de mi corazón para combatir esa oscuridad.*

Tantas y tantas veces me pregunto, ¿está valiendo la pena? y estoy completamente segura de que me lo seguiré preguntando muchas más porque algunas cosas duelen y mucho.

Ser tan perceptiva, sensible, intuitiva me hace que llegue a ser también muy vulnerable y a tener crisis emocionales intensas, aunque tenga las herramientas para salir de esas crisis, realmente me cuesta un poco manejar estas situaciones porque incluso llego a sentir rechazo hacia personas, lugares porque tengo el deseo de hacerlo y de apartarlos de mi vida porque sé que no me aportan nada, que no significan nada y que simplemente tengo que alejarlos de mí.

Pero en cuestión de minutos, de nuevo se resetea mi cuerpo y pienso en la oportunidad que estoy teniendo y en el salto cuántico que estoy experimentando en mi crecimiento espiritual y lo más potente de todo, la expansión de luz que puedo llevar a todo aquel que lo necesite, entonces se ilumina todo mi interior y puedo sentir cómo todas las chispitas que están dentro de mí bailan al ritmo de los latidos de mi corazón.

Es una señal de agradecimiento por tanto y tanto amor incondicional hacia mí misma, mi progreso y la decisión de estar al servicio de la luz y de la humanidad.

CAPÍTULO 10:
INTEGRANDO EN MI VIDA A MIS ANIMALES DE PODER

La verdad que no imaginaba que se pudieran tener tantos animales de poder para diversos objetivos, unos que nos acompañarán toda nuestra vida, otros que incluso nos han acompañado en varias vidas, otros por periodos determinados en el que necesitamos que estén con nosotros y cuando haya cumplido el propósito se irán.

Y esta vez, un nuevo viaje al mundo de abajo a conocer a más de mis animales de poder que me están acompañando.

He viajado en varios días para ir conociendo los más significativos y os paso a detallar los que he descubierto y han empezado a formar parte de mí.

El primer viaje lo hice para conocer a mi animal de poder de vida, es el animal que me acompaña a lo largo de mi vida y con el que se establece un vínculo especial desde que planeamos nuestro nacimiento, por eso tiene un vínculo súper especial con nosotros y una influencia inmensa en nuestra vida. Él estará hasta nuestro fallecimiento y nos guiará a la luz. Y claro es mi búho. Volvió de nuevo esa mirada, esos ojos fijados a los míos y ese lenguaje de luz sutil, vibrante, intenso y profundo. Un lenguaje que se vuelve palabras con mensaje dentro del corazón, donde los misterios de lo invisible se perciben a través de estos signos de luz y se expresa una comunicación de señales divinas para comprender ese mensaje. De esta forma es mi comunicación con mi animal de poder búho. No podría explicaros ni definir claramente cómo es nuestro vínculo, nuestra conexión, porque es algo mágico, indefinible, va mucho más allá de un momento, de una emoción, es como estar al otro lado de lo invisible donde todo llega y no sabes cómo, pero lo sabes y está ahí y no se ve, y sientes y te comunicas, y esa revelación se vuelve mensaje que integras. En pocas palabras solo puedo decir que es una comunicación especial como una brisa suave que penetra en forma de movimientos en tu interior y se eleva dentro de ti formando un mensaje claro a través de un lenguaje no verbal que transmite información directa y concisa.

Después de esa conexión con mi animal de poder búho, me tomé un día de pausa para integrar esta unión, este vínculo y poder sentir ese lenguaje sutil dentro de mí, pues sabía que ahí estaba enviándome señales para que supiera que seguía a mi lado.

Uno de las señales es que no paraba de ver dibujos de búhos en internet, en alguna tienda, me llegaban imágenes a mi móvil, en una revista e incluso leía algún texto y aparecía la palabra búho…

El siguiente animal de poder que iba a conocer era mi animal de poder dorado. Es el que nos ayuda a comprender nuestros dones, nuestra habilidad más especial y nos acompaña durante toda la vida o varias vidas, en diferentes encarnaciones.

Viajé al mundo de abajo con la intención de conocerlo y no tardé en encontrarlo; era el animal de poder cuervo.

Cuervo me recordó que de pequeña, cuando mi padre me sostenía en brazos, ya se había manifestado el día en el que con tan solo dos años un cuervo me quiso quitar mi lazo del pelo y ahí ya tuvimos una conexión, aunque yo no la había sentido.

Me comentó que los procesos son dolorosos y los cambios y malestares que estaba notando, en ocasiones con mucha intensidad y frecuencia, todo, absolutamente todo, era consecuencia de mi propia transformación, del despertar de mis dones más antiguos y que debía esperar sin impaciencia el descubrimiento de toda la renovación que vendría tras mi evolución porque fui, soy y seré la que se atrevió a volar más allá del velo invisible. Y aunque al principio no fue fácil encontrarme, cuando estuve más cerca de mí, cuando pude ver lo que habita dentro, ahí reconecté con mi origen porque todo lo que termina vuelve a empezar una y otra vez. Ahora voy a experimentar lo que un día ya viví y recordaré porque soy puente entre mundos y no necesito de ayuda de nadie para abrir las puertas entre lo visible y lo invisible y entonces mi alma querrá que recuerde y recordaré porque el viaje más importante que estoy haciendo es el viaje hacia adentro, porque es el transporte que necesito para conectar con todo lo que soy y recordar y solo así podré reconocer heridas, emociones, sombras y soltar aquello que no tiene que estar conmigo porque ahí está el verdadero valor para volver a lo que nunca dejé de ser.

¡Qué intenso estaba siendo todo y qué conocimiento de mi historia estaba descubriendo!

Pasaron tres días más desde aquel día y entonces sentí de nuevo la necesidad de ir a ver a mi tótem. Ya sabéis que es mi energía animal.

Dice mi maestra que cuando descubrimos nuestro tótem encontramos nuestra verdad, nuestra medicina y nuestra verdad porque define nuestra misión de vida y orienta nuestro camino.

Con un poco de cosquilleo en mi estómago y muy emocionada, junto a mi animal de poder águila dorada, volví al mundo de abajo con la intención de volver a ver a mi querida paloma blanca.

Al principio vi muchos animales que me iban indicando el camino a seguir y les iba preguntando si estaba en el camino correcto para encontrarme con mi paloma blanca y, con un gesto de afirmación, me invitaban a continuar mi camino.

La vi que venía a mi encuentro y mientras la esperaba, con cada acercamiento más identificación sentía con ella, me resonaba tanto su energía, era tan familiar.

Por ese motivo sentía deseos de volver a verla y estar con ella; además, me encontraba un poco perdida y cansada y necesitaba de sus mimos y necesitaba que me insuflara su paz interior en mí para mi mayor tranquilidad. Por eso, nada más que llegó a mi lado, lo primero que sentí fue la invitación a la calma y al silencio con esperanza. Ella ya sabía, ella no necesitaba que yo le contara… Mi paloma blanca se comunicaba conmigo enviándome mensajes divinos cargados de fuerza, pero sobre todo de mucha paz. Y descifré la primera señal de contacto que tuvo conmigo sin yo percibirlo y fue a través de la escuela de meditación a la que había asistido hacía un par de años, ocho meses de meditación profunda reforzando un tejido espiritual ya trenzado en diferentes mundos y dimensiones. Me estaba guiando en un nuevo comienzo esencial y necesario, una nueva etapa que iba a ser el primer paso en mi camino y por ese motivo en la meditación encontré lo que nunca antes había encontrado, por mucho que lo había intentado, un aliento para seguir adelante con esperanza, con fuerza, pero sobre todo con libertad para ser. Me dejó un mensaje divino:

«Estás preparada para sumergirte en los secretos más ancestrales de tu historia, aquellos que han dejado huella en tu alma pero que aún no recuerdas, es tu sabiduría y tu propia protección. La señal espiritual que ha llegado a tu vida viene cargada de experiencias que han sido cultivadas desde tiempos muy antiguos. Por eso me has reconocido al instante como tu esencia animal porque has recordado que puedes navegar grandes distancias en el tiempo con una extraordinaria habilidad y encontrar el camino a tus dones ancestrales, el camino a tu verdad más viva atravesando la oscuridad».

No os podéis imaginar la emoción que me acompañó durante días. Honré el descubrimiento de mis animales de poder y durante días disfruté la conexión con ellos e integrando su poder medicina.

Preparada e impaciente para el siguiente gran descubrimiento, los maestros de poder que me acompañan viajando al mundo de arriba.

CAPÍTULO 11:
LA VERDAD ESCONDIDA EN MI SILENCIO

Diciembre, uno de los meses más esperados del año, que marca el fin de un año, fin de ciclos y la bienvenida a nuevos deseos, nuevas oportunidades y nuevos propósitos para el año que comienza.

Se respira ya el espíritu navideño en las calles y todo tiene un aroma dulce.

Y ¿cómo empiezo este mes? Con una tristeza que se ha convertido en cansancio, con miedo porque me siento reprimida y bloqueada en mi avance, me siento estancada.

Como veis, tengo muchos altibajos y muchas crisis emocionales, pero son siempre crisis de sanación necesarias.

Atrapada dentro de mi libertad y con muchas ganas de romper con todo, de no continuar, de dejar que la vida pase por mí sin que yo pase por ella y no comprendiendo que cada brillo de las estrellas es un recordatorio de fuerza, valentía y mucha magia que me está sosteniendo y conectando conmigo al mismo tiempo que me invita a darle el tiempo que necesite a cada sentimiento y a cada emoción.

Y la verdad es que, aun siendo consciente de que el proceso es difícil y el camino se puede volver pesado, tengo estos momentos de fragilidad donde la duda y el temor se apoderan de mí.

Entonces recuerdo que el silencio es mi aliado desde siempre, es el portal de comunicación con mi alma y a través del cual el diálogo se hace íntimo y profundo. El viaje es hacia dentro y cuando me encuentro con el silencio es cuando mi voz interna fluye y se expresa porque en esos momentos de quietud, a solas conmigo misma, el corazón utiliza un lenguaje sutil y claro revelando aquello que más necesito.

Mi intuición, en esos momentos de incertidumbre, siempre me lleva a mirar hacia adentro, a escuchar a mi alma, a conectar con lo que soy, con mi verdad, pero en ocasiones no quiero, me niego a escuchar, me niego a oír, me niego a ser guiada, me rebelo ante mí, ante lo que soy, ante la verdad, ante mi presente y dejo de ser yo alejándome de mi realidad.

Luego recuerdo mi compromiso, recuerdo que el camino no es fácil y es de valientes y me inspira el sentir tanto amor hacia mí misma por ser tan fuerte, por no sentir cobardía dentro de mí.

Es algo natural, es algo de lo que no hay que huir. Necesitaba unos días de descanso y desconexión y qué mejor momento para irnos a pasar la Navidad en familia a nuestra tierra, Asturias.

Me encontraba muy débil para viajar tantas horas en coche, son nueve horas y sinceramente no solo estaba cansada emocionalmente sino también físicamente; aun así pensé que era la mejor idea… y como las cosas no se pueden forzar, me encontré sin fuerzas para salir de casa una vez llegamos a nuestro pueblo natal, lo que me llevó a permanecer la mitad de nuestras vacaciones en la cama sin poder levantarme y cancelando citas con familiares y amigos.

Decidimos regresar antes de lo previsto y, lejos de lamentarme, me rendí y acepté la situación, ¿qué más podía hacer? Luchar contra corriente no era la mejor opción. Así que agradecí el haber podido pasar la Nochebuena y el día de Navidad en familia.

Al regresar de nuevo a nuestro hogar, me di un gran baño de positivismo y de energía recordando que fue un año intenso donde crecí espiritualmente, cambié, sané, luché y celebré mi gran salto cuántico aprovechando para escribir en mi diario unas letras: «Que no se me olvide todo lo que logré este año a pesar de todos los obstáculos y todas las pruebas que he ido librando en mi camino».

No estoy estancada, sigo avanzando y una vez más de tantas, mi ego quiere protagonismo, se quiere apoderar de mí y me hace creer que estoy muy débil, me hace observarme vulnerable y vencida y no es así, es solo una ilusión de mi ego, pero no de mí, no de lo que llevo dentro, mi verdad.

Un mensaje de amor para mí, me dedico a mí misma unas palabras dulces, amorosas para honrarme por lo que soy, por lo que hago y así de nuevo albergar en mi interior la paz y reconexión conmigo misma. Todo en mi camino es parte de mi transformación, incluso las dudas y las debilidades, absolutamente todo es poderoso y abre aún más mi consciencia hacia mi verdad sin el peso de lo que no me corresponde y así de nuevo me aferré a la magia que transforma mi fuerza para enfrentar cada situación.

¿Qué es lo que ocurre? Pues es tan sencillo como que cuanto más avanzo y más conecto con mi intuición, mi ego, que es tan listo, ataca en el momento en el que me encuentra más débil para que dude de mí, para que me cuestione si estoy o no alineada con mi propósito de vida. Pero como mi intuición es mi conexión más pura con lo que soy, me hace escuchar mi cuerpo y se manifiesta con palabras, pensamientos, sensaciones que llegan a mí para ser escuchadas y volver de nuevo al anclaje en mí, con mi yo interior donde siempre encuentro la paz y el amor.

«Abrazo mi viaje espiritual y dejo que la magia fluya en mi vida».

Un día antes del último día del año, tuve un sueño que me llevó a un tiempo pasado, a mi presente y a mi futuro, pero no de mi vida actual sino de varias vidas pasadas.

Todo ocurría al mismo tiempo, se solapaban los acontecimientos dentro de la misma historia. Se repetía una y otra vez el mismo mensaje: ¿Eres consciente de lo que eres? No podía llegar a esa respuesta, pues dentro del sueño no lograba entender ni descifrar el rompecabezas del tiempo. Las piezas no encajaban e incluso algunas me sobraban.

Todas las vidas encadenadas dentro de una misma espiral que al mismo tiempo formaba pequeños círculos en su interior y tejían historias que formaban hilos energéticos brillantes y unían cada círculo más pequeño trenzando vidas en el ciclo de la vida y la muerte y de nuevo la vida y la muerte. Y en medio de todo ese movimiento estaba yo observando cómo todo se va y todo de nuevo regresa y al otro lado de la espiral me encontraba yo en mi cama observando todas esas vidas al mismo tiempo, desde otra dimensión, desde una extensión de mí misma y escuchando un susurro que me decía que no tenía que entenderlo todo. Solo debía de entender que soy todas las personas al mismo tiempo y que puedo comunicarme con todo porque todo está conectado con mi alma y yo mismo estoy creando mi realidad con los obstáculos y los desafíos porque son los portales que me abren las oportunidades.

Vete al recuerdo interior, es ahí donde debes buscar, en tus memorias, pues todo esto te pertenece, te reconecta con tu divinidad más sagrada, es tu cura, tu liberación y no olvides que el camino que buscas no está fuera, está adentro.

La vida sucede en el presente, nuestro aquí y nuestro ahora, pero en el mismo momento hay otros presentes que también nos pertenecen.

La Navidad ha sido agridulce, pero me ha dejado un aprendizaje. Van pasando los años y envejecemos en edad, pero crecemos en alma, nuestra alma evoluciona y estoy ahora aquí para vivir despierta y para renacer una y mil veces más sin renuncias. No es que esté cansada de todo y sienta que ya no puedo avanzar más, es que empiezo a sanar todo lo que no está vibrando conmigo, con mi alma, y aunque empiece a sentir antes de tener explicación, es que el silencio se vuelve cada vez más poderoso en mí para sostener todo aquello que incomoda. No es que me alejo de mí, es que cada vez me acerco más y eso quiere decir que volviendo a mí desde mi silencio, desde la soledad, conmigo a solas no estoy huyendo, me estoy acercando de forma más profunda a mi verdad.

CAPÍTULO 12:
RITUAL DE LUZ Y ABRECAMINOS

Centrada en mi centro y vibrando en armonía, qué mejor que el nuevo año para honrar el año que está a punto de terminar, honrar todas las historias vividas en sombra y en luz, todas las experiencias que han dado para mucho en cada día, en cada noche, en cada despertar.

Un nuevo año nos ofrece la oportunidad para seguir escuchándonos y, sobre todo, seguir amándonos por encima de todo y regalándonos todo aquello que nuestra alma necesita para nutrirse, para crecer, para experimentar.

Abrirme al nuevo año de la mejor manera posible es mi único deseo y no pido nada más, seguir abriendo puertas, empoderada y entendiendo que el día y la noche son necesarios, la luz del sol y la luna, la oscuridad y la luz… Este 2024 ha sido muy intenso, lleno de aprendizajes continuos, sin respiro, un año profundo vivido en presencia y transitando mi camino con mi propia energía, anclada a madre tierra y unida al universo.

Un año donde la magia se ha expandido dentro y fuera de mí porque pura alquimia me acompaña y lo seguirá haciendo en este nuevo año. Tengo el poder de crear, soy hacedora y creadora y por eso voy canalizando a mis guías. Me han regalado una semilla de luz para que la siembre en mí, para que este nuevo año llene mi camino, me ofrezca suelo fértil y todos los nutrientes que mi alma necesite. Así es que abro las puertas de mi destino, aquel que fue pactado, que fue escrito, y aceptando todas las oportunidades que se expanden para mí.

Profunda transformación y salto cuántico me deja el cierre de este año y, aunque sé que me esperan aún muchos cambios y transformaciones, sé que todo pasará por y para algo y todo me dejará una gran enseñanza porque todo llega para invitarme a crecer y se me mostrarán verdades, se abrirán heridas y se encenderán partes de mí olvidadas en las memorias más ancestrales. Y estoy lista para seguir caminando, para dejarme ir, para mantener mi magia viva.

Y ¿qué voy a hacer? Voy a preparar un ritual para encauzar mis energías y abrazar aquello que venga porque estará lleno de magia y alquimia y lo haré sintiéndome libre de todas las cargas que no me corresponden y que debo dejar atrás, liberar, soltar y vibrando en amor para sentir lo nuevo que me encontrará y que ya se está tejiendo. Alineada conmigo misma, sin miedo, sin temor, siembro en mí la semilla de luz para que este año nuevo, año de transición, pueda atender todo lo que se ha de manifestar porque sé que depende de mí cómo voy a transitar todo lo que me espera, lo que sucederá. Voy a atender lo que se abra, en presencia, siguiendo la voz de mi alma y ahí estaré entregando atención y amor y cuidando cada detalle.

Cómo empiece un nuevo año marcará cómo viviré el cambio en todos los niveles.

Después de canalizar a mis guías y con su acompañamiento y el de mis maestros y animales de poder, me dispuse a crear mi propia ceremonia, mi ritual para el año nuevo que comenzará en un día.

Preparé mi limpieza energética con romero y ruda y, con ayuda de mis guías y mi péndulo, escribí en una hoja en blanco la lista de cosas que tenía que soltar y alejar de mí. Encendí un fuego con un atadito de hierbas, trocitos de palo santo y ramas encontradas en un camino cercano a mi casa para la purificación. Encendí velas con la intención de que mi luz me siga guiando, iluminando y me muestre siempre el camino. Me quedé un rato en silencio meditando. Quemé todo lo que había escrito en la hoja, era una lista que contenía todo lo que debía de transmutar, y la tiré al fuego sagrado de mi hoguera al mismo tiempo que visualizaba cómo este humo se llevaba todo aquello que debía irse, cómo todo lo malo se transmutaba a luz y cómo todo aquello que no era para mí se convertía en cenizas.

Después de ese ritual visualicé y decreté que mi camino abierto sigue siendo un camino próspero, abundante, lleno de oportunidades, cargado de crecimiento y de experiencias que enriquecerán mi alma.

Me quedé a solas con mi propio silencio, confiando en mi intuición, sabiendo que arrancaría el nuevo año concentrada en mi propósito, sabiendo que todo mi poder estaba en mí. Mi fe es inquebrantable y mi luz también. Sabiendo que mi lugar más sagrado está dentro de mí, es mi templo y no debo buscar fuera porque no encontraré algo más divino que lo que habita en mí, nada será más perfecto.

Otra de las cosas a atender en este año es cultivar mi paciencia porque no siempre voy a tener los resultados esperados en un espacio corto de tiempo y por ese motivo no debo sentirme frustrada, las cosas tienen su tiempo y avanzan al ritmo que necesiten.

Soy faro de luz y toda acción que hago lleva consigo mi propia energía y cuando actúo desde una intención clara y amorosa es un poder transformador que se extiende mucho más allá de lo visible.

Y ¿qué consejos me dieron los seres de luz tras mi ceremonia?

Practicar la intención consciente en cada acción. Al preparar la comida, enviar amor y gratitud a todos los alimentos e imaginar cómo esa energía me nutre. Al limpiar mi hogar, visualizar cómo se purifica… En cada gesto, en cada palabra que tenga con alguna persona, imaginar que cada una de las sílabas va bañada de luz y amor.

Soy un canal de luz que no solo aporta energía a mí misma sino también al mundo. Soy una mujer libre, intuitiva, profunda, valiente, guerrera que escucha su alma y que gracias a ella aprendió a leer los silencios y a escuchar más allá de las palabras. Una mujer que entendió que su paz es sagrada y su fuego interno intocable.

Me quedé reflexionando por un buen rato sobre todo lo vivido en la ceremonia con la seguridad de que cada acción no solo me transformará a mí sino también a mi entorno y me acercará más a mi propia esencia.

CAPÍTULO 13:
LA VIDA DESDE OTRA PERSPECTIVA

Cuando llegas a vivir la vida desde otra perspectiva te estás dando la oportunidad de sentir antes que vivir las experiencias que debes transitar y cuando eso sucede estás al otro lado de la vida y a cada paso te acercas más y más a la versión de ti mismo que simplemente eres.

A veces nos visualizamos en nuestros deseos iniciando caminos nuevos y nos detiene el miedo a dar ese paso decisivo para avanzar y alejarnos de la vida cotidiana que conocemos y que nos es tan familiar y nos hace sentir muy cómodos. Pues te animo a que te permitas esa oportunidad porque nunca te lamentarás de haberlo intentado, pero sí te acabarás arrepintiendo de haberlo dejado escapar.

En mi vida ha habido cambios y más cambios. Ha habido intensidad, movimiento, variaciones, idas y venidas… Siempre he sido una persona que se ha lanzado a nuevos proyectos sin pensar en consecuencias o miedos. La verdad es que nunca he sentido miedo por si las cosas no salen bien o nunca he sentido miedo a salir de la zona de confort porque siempre he estado en la parte incómoda, nunca me he acomodado a nada y nunca he permitido que me inculcaran visiones que no eran las mías propias.

He dejado ir lo que no iba con mi sintonía, lo que no vibraba con mi energía, unas veces antes y otras veces más tarde, pero siempre he permitido ir y es todo un arte saber tomar tus propias decisiones sin pararte a pensar en nada más que continuar tu viaje.

He normalizado en mi vida desde muy jovencita el existir sin dar explicaciones a nadie. Todo el mundo tiende siempre a decirnos cómo debemos hacer las cosas, la verdad es que es todo un honor para ellos participar en tus decisiones; más que aconsejar, te dicen qué hacer, pero ¿sabéis lo que nadie te dice? Es cómo sentir, y realmente el camino que debemos hacer precisamente está en ese punto, el sentir. Y con más hincapié se meten en tus vidas cuando brillas por encima de todos ellos porque tu brillo les muestra sus sombras y tus progresos les muestran sus estancamientos, y cuando vibras desde tu autenticidad es ahí cuando les estás recordando lo que ellos no se animan a ser.

Y aunque de jovencita no veía a gran escala el mundo desde esta perspectiva en la que me encuentro ahora, sí vibraba en otra sintonía diferente a la normalizada para mi época, donde existían muchos ataques personales e intentaban incomodarte con habladurías, chismes, cotilleos… Pero dentro de mí había mucha luz que se expandía y mucho amor propio que apagaba todas y cada una de las sombras que revoloteaban a mi alrededor, y es que mi proceso estaba empezando a destacar, a querer gritar, a querer renacer y, en ese momento, cualquier comentario, miradas y juicios restaban importancia para mí.

Claro está que iba abriendo todas las puertas a las que tenía acceso en mi camino, todas las oportunidades, pero todas me llevaban afuera, al exterior, porque iba negando abrir todas aquellas puertas que me invitaban a entrar a mi mundo interior. Estaba muy ocupada en el exterior que no tenía tiempo para dedicar a la escucha interna.

Pero ignoraba a lo que había venido a este mundo encarnada en quién soy en mi presente. Vine a cumplir un propósito que estaba dentro de mi camino, a cruzar la puerta de mi verdad y solo pudo ser de la manera que fue, en el momento en el que ya estaba lista y lo suficientemente madura y consciente para liberar y entrar en esa nueva etapa de mi vida, y así fue que el universo me envió la señal con mi enfermedad paralizando mi cuerpo y con la pérdida de mi vida laboral y social, una profunda crisis, algo que se rompió para abrirme a la iniciación de mi viaje interior y para que reconociera aquello que sí realmente me daba miedo desde niña, mi relación conmigo misma, y la llave de la decisión a ese momento la tenía solo yo.

Y todo lo que pasó fue lo que tenía que pasar sin pensar que las cosas podrían haber sido muy diferentes porque eso no significa que hubiese sido mejor. Agradezco de corazón todas las circunstancias, los procesos vividos y transitados, los caminos recorridos en varias y diferentes direcciones, las ideas perdidas, los deseos olvidados porque absolutamente todo formaba parte de las lecciones de vida para mi transformación evolutiva.

Este es el camino que elegí cuando decidí encarnar en mi vida presente y los pasos que he dado en mi vida han sido los pactados, nada ha sido casualidad y entender todo este proceso y aceptarlo es abrazar mi tiempo sin miedo a nada.

Al abrirme a sentir desde mi corazón esta energía que con fuerza iba entrando dentro de mí, me abría a la comprensión de lo que estaba recibiendo, al cambio de filosofía de vida, a una nueva conciencia, al sentir en confianza y amor integrando toda la intensidad energética de luz que estaba fluyendo en mi interior. A la expansión del conocimiento comprendiendo que el dolor me trae la oportunidad de soltar, de atender algo que debe ser anclado o liberado desde mi canal divino.

Cuando reconocí que el poder reside en mí misma es cuando mi niña interior me empezó a susurrar y la empecé a escuchar. Ella guarda sueños y deseos e incluso miedos que dejé atrás pero que aún viven en mí, y abrazar a esa niña con compasión y ternura es donde encuentro toda mi fuerza para expandir mis alas y seguir volando en coherencia con lo que siento y necesito.

Mi vida desde esta otra perspectiva me aporta color y formas de conexión con mi parte más auténtica que se expresa con total libertad desde mi alma, que me recuerda que el primer paso es amarme, cuidarme y abrazarme y entender que no debo apurarme a resolver lo que necesita esperar, lo que debe madurar y siempre manteniendo en mí el poder del silencio, la pausa como sanación interior. Y cuanto más me abro a entender todo este proceso y todo lo que llega a mi vida, más libre y completa me sentiré al reconocerme en cada una de las vertientes que se me presentan, porque todas coexisten en mi interior y todas se van a expresar de una forma diferente en momentos determinados de mi vida.

Y es que al otro lado de lo invisible hay murmullos de la tierra, hay susurros de otras experiencias, hay voces ancestrales que traen memorias olvidadas, pausas mágicas en medio de tanto ruido exterior, hay sentimientos despertados de su letargo y energía poderosa en los silencios de las emociones estancadas.

CAPÍTULO 14:
LA FUERZA DE LA VIDA

Cuando las cosas nacen del corazón y de un sentir tan puro, la conexión con todo lo que nos rodea se hace más fluida, se puede observar más allá si estás dispuesto a ello porque la energía de la vida está en todo y está llena de conocimiento, de poder y de medicina.

Poco a poco me fui adentrando profundamente en una parte muy sutil, transformadora, y lo hacía desde un lugar sagrado que es la fuerza de la vida.

Uno de los aprendizajes más inspiradores para mí fue la sanación a través de la imposición de manos. Resultó ser una práctica poderosa y es que cuando puedes experimentar tanto poder divino te das cuenta de que en todo lo que nos rodea existe medicina porque todo está unido por una fuerza inmensa que conecta el universo con la madre tierra, y es que cuando realmente sientes esa energía, no puedes negar que la medicina más importante de todas es nuestra propia medicina y para ello solo necesitamos conectar con las estrellas y con la madre tierra, y así vibrando en mi propia medicina, vibro, me equilibro y genero mi energía única y especial que fluye a través de mis chakras y se alinea con el universo.

Y en ese momento mágico, con mi intención centrada en mi imposición de manos, probé mi propia medicina a través de mi poder.

Fluí con ese instante sintiendo cómo la energía entraba en mí y llegaba a fusionarse con mi corazón manteniendo un flujo constante.

Descubrí que una de las herramientas poderosas de las que dispongo son las semillas de luz, semillas de sanación y empoderamiento, y no solo las puedo utilizar para mí sino que también las puedo entregar a otras personas.

En este proceso sentí cómo a través de la conexión con el cosmos y la madre tierra, esta energía medicina que recorría mi cuerpo se activaba y se movilizaba hasta mis manos.

Cuanto más conocimiento iba adquiriendo más me adentraba en una alineación más importante que debía ser escuchada, y es que cuanto más me involucro y más integro dentro de mí, más me coordino con toda la fuerza de la vida y es fantástico seguir avanzando con mis maestros y animales de poder.

Me siento lista para atender todas mis necesidades y las de aquellas personas que necesitan de mí. Sí, también estoy lista para ser quien soy.

Hay muchas capas que experimentar, pero como chamana que soy sé que mi enfoque está completamente alineado a aquello que voy conociendo y a enfocarme en el poder de la intención para conectar con la energía sanadora y poderosa permitiendo que vibre y fluya en mí cualquier experiencia expansiva que eleve mi frecuencia y me permita extender la luz interior.

Los siguientes procesos a descubrir fueron crear un amuleto y la consagración de las herramientas que estoy utilizando en chamanismo.

Abrigada por un ambiente cálido, confortable y preparado mi espacio con agua, velas, inciensos, aceites esenciales y minerales, mi altar sagrado me impregnaba de una vibración de conexión espiritual poderosa y la energía que me acompañaba de mis maestros y animales de poder hacía que fortaleciera mi campo energético durante la invocación y la armonización de la práctica.

Como podéis comprobar, nunca estoy sola en estas sesiones y os puedo asegurar que la compañía se siente muy profundamente.

El amuleto se crea con una intención específica y es muy importante tener claro el objetivo que se le va a dar a ese amuleto y definirlo muy claramente.

El primer amuleto que creé fue un amuleto de protección y la verdad es que no tengo intención de crear muchos más porque es fundamental no depender de los amuletos, ya que no existe nada más poderoso que el verdadero poder que está en mí y me siento capaz de todo lo que me proponga que esté alineado en mi camino de vida. Además, dispongo de herramientas muy potentes para no depender constantemente de un amuleto con un objetivo concreto.

No obstante, es una de las partes del chamanismo que más me hacía ilusión experimentar y conocer porque el ritual energéticamente es muy intenso y con un resultado muy efectivo.

Elegí amuletar un collar con una piedra de nácar que sostuve entre mis manos mientras fijaba la intención del propósito de mi amuleto.

Cogí mi tambor para preparar el viaje al mundo de abajo y entrar en conexión. Mi animal de poder, cuervo, se fusionó conmigo y en ese momento tomé mi collar entre mis manos sintiendo todo el poder que me estaba transmitiendo para cargar con su energía mi amuleto. Guiada en todo momento por mi animal de poder y esperando la finalización de esa transmisión para que mi amuleto estuviera preparado y cargado.

De nuevo, una práctica también muy ancestral, experimentar la consagración de mis herramientas chamánicas.

La consagración transforma un objeto en un portal que une a lo más divino. El proceso es igual que para crear un amuleto y la única diferencia es la intención que se establece en cada uno de ellos.

Consagrar un objeto es ir a un nivel más profundo, transformándolo en una herramienta chamánica que conecta con procesos más elevados y solo es necesario que consagre fundamentalmente los objetos que utilizo en mis prácticas para estar al servicio de la luz o aquello que quiera que cumplan con un propósito significativo, que vaya a usar en propósitos elevados.

¿Sabéis qué consagré? Mi tambor, mi maraca, mi cuaderno de apuntes y mi cuenco tibetano. Herramientas que están al servicio de la luz conmigo y que utilizo en cada viaje y en cada práctica.

Horas después de estas sesiones y a solas conmigo misma, meditando sobre todo el aprendizaje del día de hoy y completamente sostenida por mi silencio, me tomé tiempo para integrar esta conexión con la energía sanadora y poderosa, permitiendo que a través de mí se mantuviera toda la elevación experimentada en los últimos días que ha elevado mi experiencia a otra visión y me animaron a llevar a cabo otras acciones a realizar y combinar con todos estos aprendizajes, pues podía fusionar la práctica de canalización con rituales y ceremonias conjuntas con la presencia también de mis guías espirituales y seres de luz.

Qué potente integración y de cuánta sabiduría se empapa mi vida que no solo fusiona estos aprendizajes en una base sólida y una comprensión de todo el impacto que conlleva, sino que también entrelaza recuerdos tejidos y experiencias de otras vidas que me han nutrido y me ayudan a entender quién soy y entender todo al detalle la importancia de seguir al detalle mi camino y mi evolución porque cuando elijo sentir en lugar de poner resistencia, me abro a recibir todo aquello que la naturaleza de la vida tiene para mí.

Cuando practico activaciones, viajes chamánicos, sesiones de sanación, canalizaciones… siento que necesito mi silencio interno y, como es habitual, reservo momentos para la meditación y la reflexión conmigo misma, pues en muchas ocasiones atravieso miedos, memorias ancestrales que voy recordando o incluso me despistan y me provocan incertidumbre y confusión, voces que me intentan hablar y ahí, a solas con mi presente, accedo a ese silencio interior no porque esté huyendo, sino porque quiero integrar y retener desde adentro, sin juzgar, sin pensar, simplemente fluyendo en mi espacio sagrado divino que me conecta con mi alma.

Después, como siempre y es habitual en mí, me preparo para superar las crisis de sanación que conllevan todas las activaciones, prácticas o rituales de las prácticas chamánicas.

El desgaste es enorme y, como soy tan permeable y sensible, atrapo muchas emociones y energías que entran en mí y me provocan un caos emocional y físico que debo superar y, tras ese periodo de bajón, me encuentro más renovada y transformada, pues me lleva a continuar mi camino con más conocimiento, poder y equilibrio porque todas las prácticas ancestrales van encaminadas a mi sanación y aprendizaje que unen sus hilos para entrelazarse y tejerse a mi conexión consciente y a mi crecimiento espiritual.

CAPÍTULO 15:
SIMPLEMENTE FLUIR

Primeros días del primer mes del nuevo año.

Me he despertado con mucha tristeza y al mismo tiempo una gran fuerza interna que me hace sentir que estoy en un presente en el que no quiero estar. ¿Realmente qué explicación le tengo que dar a ese sentimiento que alberga mi mente? La verdad es que no sé muy bien el motivo ya que no hay, ni hubo, ningún motivo que me pueda haber llevado a estar en esta vibración tan baja.

Debo conectar con mi interior y sacar aquello que deba traer al presente porque tengo muchas indecisiones en este momento y unas fuertes sensaciones que me están doliendo y mucho.

Siento que son pensamientos de no estar donde quiero estar, de no hacer lo que quiero hacer, de no saber qué camino tomar. ¿Por qué siento que me quiero evadir, desviar de todo el ruido interior y exterior y por qué me atacan tantas ideas para tomar otros caminos?

Es tal la intensidad de esta emoción que me produce un estremecimiento perturbador, muy inquietante, como si quisiera alborotar mi mente.

¿Necesito un descanso para recargar pilas y energía? Creo que no es esa la respuesta, es algo más profundo, más potente, más vivo en mí.

A veces sentir la confusión o la emoción de tristeza es una señal de que estoy sintiendo recuerdos intensos que no logro descifrar, pero que necesitan llegar a mí sin forzar y me trae momentos de caídas en los que parece que estoy derrotada, me traen lágrimas por sentirme bloqueada, pero necesarios para avanzar y superarme y no estoy detenida en mi camino, sigo avanzando y estoy transitando esa sombra que se esconde entre mis miedos, pero que al otro lado está mi luz y simplemente debo liberar cosas que pesan, que no resuenan conmigo porque siempre habrá muchas cosas que tenga que liberar y soltar, cosas que solo ocupan espacio dentro de mí y que no suman, cargas emocionales que he arrastrado, viejas heridas que me limitan y no dejan espacio a las nuevas oportunidades.

La verdad es que no podía haber imaginado tener un primer día de un año nuevo con tantas emociones difíciles de definir. El año que he dejado ya atrás fue tan mágico, tan retador, tan expansivo. Hubo tanto cambio en mí y tanta evolución, tantas experiencias con aprendizajes y mensajes tan divinos que fue todo un mundo de fantasía con sus sufrimientos y alegrías, pero valió la pena y mucho. Año que agradezco por tanto y que honro cada uno de esos momentos tan llenos de tantos colores, pero que escojo un color para una sola emoción con la que quiero cerrar los trescientos sesenta y cinco días que ya han quedado atrás y es el color rojo, el color del amor incondicional por mí misma, por aprender a amarme por encima de todo, por creer y confiar en mi intuición, en mi esencia más verdadera y por haber sido fiel a mi corazón, tanta enseñanza de valentía, coraje, fe, esperanza y por encima de todo la fuerza de la vida que me ha mostrado todo aquello que debía conocer, percibir, sentir para llegar a mantener mi equilibrio y estabilidad en mi camino, todo ello gracias a las señales que se iban presentando y que hábilmente iba reconociendo.

Tenía tantos deseos para este nuevo año que por esa razón estoy tan sorprendida del sentimiento que me aflora. Cierro los ojos la noche anterior para abrirlos al día siguiente con otra percepción de lo que me rodea, con tantas dudas, indecisiones, incertidumbres y hasta titubeos en mi voz interior.

Me froto los ojos para asegurarme de que no estoy soñando. No, no es un sueño consciente, estoy bien despierta en el presente, en el aquí y el ahora.

La desilusión es real y el cambio entre el ayer y el hoy, entre el último día del año y los primeros del nuevo año era muy diferente.

¿Qué es lo que pasa mientras dormimos que, en cuestión de unas horas, puedes ver dos realidades tan diferentes?

Hace unos días me encontraba despidiendo el año 2024 y agradeciendo tanta magia que había entrado a mi vida, magia de luz y de sombra, pero tanto una como la otra habían sido tan poderosas. Tantas pruebas que superar, desafíos que aceptar, enfrentamientos conmigo misma, pero qué mágico cuando la luz se expandió rodeando toda esa oscuridad y entonces fue realmente fascinante. La última semana del año había trabajado en soltar todo lo que ya no necesitaba para recibir este nuevo año preparada para las nuevas luces y las nuevas sombras que estaban por venir. Despidiendo todo aquello que había llenado un año intenso y abriendo mis brazos para abrazar el 2025 con ilusión, fe y confianza en que todo será perfecto como tenga que ser.

Entonces debo entender que empiezo mis primeros días de este nuevo año que comienza con una oportunidad para desbloquear esta retención invisible que ahora me está frenando, me está apartando de lo que necesito ver, sentir. Así que todo este tejido invisible que me envuelve me está retando a un juego donde el protagonista, mi ego, me está desafiando una vez más. Siempre sabe cómo atacarme para volverme frágil, para afectarme suavemente sin que me dé cuenta, pero en realidad ese papel protagonista le ha durado solo unas horas, las justas para centrarme, volver a mi foco, a mi interior, sin ganas, con muchas resistencias, pero que antes de que este primer día hubo finalizado ya había logrado recomponer algunas piezas limitantes de mi itinerario de viaje planificado para lograr transformar, equilibrar y recargar de luz la parte más oscura de mí.

A menudo tenemos este tipo de sentimientos, pensamientos, nos sentimos perdidos, sin rumbo fijo y nos dejamos llevar por el sentimiento de que «todo es así, no podemos hacer nada». Pero, en realidad, el futuro, aunque está diseñado desde incluso antes de que nosotros nazcamos, tenemos la oportunidad de crearlo desde el creer que podemos construir y superar los obstáculos, las dificultades si nos abrimos a ver más allá, si nos unimos a nuestra alma y le permitimos guiarnos y aconsejarnos, pues solo así tendremos la fortaleza para manejar cualquier emoción y podremos conectar con nuestro interior y alinearnos con el universo despertando todo ese poder que nos permite ver más allá de ese velo invisible, más allá de esa fuerza, de esa resistencia oscura y densa que nos invita a vibrar en esa sintonía débil que recorre y se transmite a toda célula de nuestro cuerpo para dañarnos y hacernos vulnerables, afectando a nuestra realidad, a lo que realmente somos, a nuestro estado de conciencia.

Estoy cansada, agotada, sin fuerzas para hablar. Ha sido un día con muchas alteraciones que me han sumido en un silencio total, un día en el que apenas he intercambiado unas palabras con mi marido, pero al final un día productivo porque el lenguaje del silencio conmigo misma me ha llevado a descifrar el mensaje oculto tras esta emoción vibrante en oscuridad con la que me he despertado, al menos con las indicaciones necesarias para próximos pasos.

Necesito descansar, irme para la cama y meditar en silencio hasta dormirme, suerte de tener tantas herramientas disponibles para poder levantarme cuando me caigo en mi camino. He tenido tantas caídas, tantos tropiezos tratando de levantarme por mi propia voluntad y dándome casi por vencida sin importarme nada de nada admitir esa derrota que mi mayor agradecimiento en este nuevo ciclo es tener muy presente que cuando me caigo, me encuentro obstáculos, soy consciente de que no puedo dejarme llevar por viejos patrones del pasado y siempre sé que mi intención es de levantarme sabiendo que esta intención tiene la ayuda incondicional de mis seres de luz, mis guías y ellos me impulsan a seguir preparada para avanzar en mi sendero sagrado en mi camino de vida.

Antes de cerrar mis ojos y dejarme llevar al mundo interior de la voz de mi alma, agradezco este día porque ha empezado por todo lo alto, mostrándome mi lado más débil para que no desvíe mi atención de mi propósito y mi compromiso y es que explorar los misterios del universo, la magia que me envuelve y seguir la huella de lo invisible, más allá del velo oculto que nunca se ve, solo se siente, es como regresar a un lugar que te resulta familiar, un lugar donde no camino sola porque eso invisible que no lo puedo definir con un nombre me cuida, me guía y me acompaña al recuerdo en medio de la oscuridad y de la luz, me señala la dirección, una dirección que no tiene final ni principio, una dirección donde hay puertas que se cierran y otras que se abren y donde todo me lleva a un mismo origen, a una misma realidad, a iniciar de nuevo el camino que he andado tantas y tantas veces, un camino que no es desconocido para mi alma y que empieza a ser muy familiar para mí y sé que a veces para ello es necesario que deje morir una parte de mí para renacer de nuevo como lo que realmente soy y convertirme en canal de conexión con lo divino, con mi esencia, con el todo. Y cuando entendí todo el proceso de mi despertar he comprendido por qué tuve que destruir lo que era y por qué he tenido que pasar tantos momentos de dolor, de sufrimiento, de confrontar resistencias, creencias limitantes, miedos que paralizaban mi evolución y entonces ya no puedo parar aunque quiera y ya nada me puede detener y es que no puede haber un salto cuántico en mi vida sin dejar atrás aquello que ya no vibraba conmigo, con mi verdad y es ahí donde entiendes lo que ha pasado; me he reconocido.

Y sí, de nuevo me encuentro reforzando lo que no debo olvidar, habrá muchos momentos de estar agotada física y mentalmente, de perder la confianza, de cuestionarlo todo, pero siempre volveré a mí porque los susurros desde la sombra elevan mi fuerza ancestral que lleva mi alma, valiente, fuerte, poderosa y es así porque soy fiel a mí misma y no me rindo. El despertar no es cómodo, pero sí es liberador.

CAPÍTULO 16:
NO HAY VUELTA ATRÁS

No hay vuelta atrás. Este mensaje lo recibo en cada una de mis canalizaciones desde el día en que quise tirar la toalla y dejarlo todo debido a mi cansancio físico y mental.

A veces llego a estar tan agotada debido a mi enfermedad que me cuesta hasta respirar y continuar la vida cotidiana de una forma normal.

Hoy fue un día de reunión con mi tribu chamánica, de compartir experiencias unidos a nuestra fuerza y energía grupal. Tuvimos un encuentro para una práctica muy especial.

La práctica consistió en pasar poder a un objeto, el que cada una deseara, con una intención y un propósito claros para pasarle la energía de uno de nuestros animales de poder con la fortaleza y la luz de toda la hermandad que integramos este sendero del chamanismo.

Y la verdad no me esperaba un encuentro tan mágico y tan lleno de mensajes divinos para que, una vez más, recordara que el camino debía de continuar sin mirar atrás con enfoque, con fuerza, con sabiduría y con poder.

El objeto que elegí esta vez fue una pulsera de chakras de piedras naturales que siempre llevo conmigo en mi mano con el propósito de que me ayudara a tener claridad en la toma de decisiones y la expansión de mi intuición.

Después de realizada la práctica y a la hora de compartir las experiencias, decidí que sería una de las primeras en contar mi experiencia porque había sido muy especial para mí y justo en ese momento mi animal de poder cuervo me dijo que esperara porque nuestra maestra chamana, que es la que guía esta práctica, me invitaría a contar mi experiencia durante la clase y de esta forma también me ayudaría a seguir confiando en la magia que me rodeaba al darme cuenta de que contaría esa tarde mi experiencia como deseaba, pero no porque yo tomara la iniciativa.

Qué grandes los animales de poder que siempre están dispuestos a ayudarnos cuando detectan los momentos de bajón, de resistencia y cómo además de estar abierta a su escucha me devuelven su amor y gratitud regalándome regalos tan bellos y expansivos como este que me dejan aprendizajes y enseñanzas que aceleran mi crecimiento.

Así que de nuevo un chute de inspiración de confianza para que me empapara de la magia eterna que siempre me acompaña.

Os estaréis preguntando por qué razón cuervo me pidió que esperara a ser llamada a contar mi experiencia.

El motivo de la espera es que había pedido como propósito para pasar poder a mi objeto, la claridad en la toma de decisiones y expansión de mi intuición.

Mi animal de poder cuervo me cambió el propósito y me aclaró que no necesitaba expandir mi intuición porque ya era muy intuitiva y lo sabía, y solo demostraba con ello falta de confianza en querer tener un amuleto con este objetivo. En cuanto a la claridad, me dijo que la claridad no iba a ser con el propósito que yo quería, sino para darme claridad a aquello que no quiero ver y que no le quiero dar la visión que se merece.

Yo sabía muy bien de qué estaba hablando. Mi intuición me decía que debía contar mi vivencia durante la práctica por la luz que envolvía a cada una de las emociones que había sentido en cada momento, pero para que esta decisión fuera más mágica y potente para mí debía esperar a que me invitaran a contarla porque iba a ocurrir de esa forma. Solo lo haría cuando me dieran paso para intervenir y hablar.

Hasta entonces debía esperar, tener paciencia y confianza en que iba a ser así, pues este acto ayudaría a expandir mi confianza y sentirme más segura, con esperanza y fe en el proceso de mi caminar.

Tres horas de clase práctica y solo diez minutos faltaban para la finalización de la misma, ¿creéis que estaba dudando?

Pues sí, la verdad, dudaba de que fuera a intervenir, pues habían nombrado a dos personas que serían las que cerrarían la clase compartiendo sus experiencias.

En ese momento, cuervo me susurró al oído suavemente: «Confía, tu intuición no te va a traicionar y tu ego te está invitando a desconfiar».

De repente, cuando empezaba a contar su experiencia la segunda y última persona, mi maestra nos dice a todos: «Me están diciendo que va a hablar también una tercera persona y con ella cerraremos el encuentro de hoy». Tenía los pelos de punta, esa era yo, no había dudas, mi intuición no se había equivocado al decirme que hablaría de mi vivencia esta tarde.

Escuché mi invitación a intervenir en la clase y contar aquello que quisiera compartir con toda la tribu chamánica y no podéis imaginar cómo mis ojos brillaban de felicidad, mis labios expandían una sonrisa de oreja a oreja y mi cara era iluminación pura de luz, bueno, más bien de pura magia. No puedo decir hasta el último minuto, sino más bien en tiempo de prórroga. Un tiempo extra para mi experiencia y donde yo creía en un principio que estaba toda la magia había perdido todo protagonismo porque el encanto más fascinante de todo había sido esa espera. Así que, aunque conté las emociones intensas de mi práctica, el foco principal fue la confianza, la fe y la paciencia para aguardar mi momento de intervención.

Esa noche, ya en mi cama, estuve reflexionando sobre lo acontecido esa tarde y entonces el arcángel Miguel, que siempre me acompaña, me dijo que algo más mágico iba a suceder esa noche.

¿Qué podría ser? Cerré mis ojos y la verdad creo que en unos minutos caí rendida.

Me desperté a las tres de la mañana ahogada por olor a humo, aunque no lo veía en la habitación, pero me costaba respirar y empecé a estar incómoda. Decidí despertar a mi marido y justo cuando iba a hacerlo él ya había despertado y estaba alumbrando la habitación con una linterna que siempre tiene en la mesita de noche. A él también le había despertado el mismo olor a humo que a mí. Le pedí que se levantara e inspeccionara por la casa y su respuesta fue que estaba muy cansado y que tenía sueño, así que se iba a volver a dormir porque el humo vendría de alguna de las calefacciones de los exteriores al edificio y que no pasaba nada e intentara dormirme de nuevo.

Permanecí despierta, inmóvil, sin poder dormirme durante un largo rato de tiempo y observaba la claridad que entraba por la ventana de mi habitación.

De repente, esta claridad fue acompañada de una luz intensa y, en un principio, pensé que se trataba de la iluminación de la calle, pero subía y bajaba de intensidad y era muy brillante para ser de una de las farolas del exterior. Justo en ese momento escuché una voz en mi interior que me decía: «Sigues sin ver la magia que te envuelve», era el arcángel Miguel.

Pensé para mí misma, pues si esto es magia que sea como un rayo de luz fugaz y, de repente, un haz de luz chispeante como si fuera la señal de la luz de un faro se iluminó en el centro de mi ventana. Era la energía vibrante y luminosa de un ser de luz. Este fenómeno tan cautivador duró solo unos segundos para volver a escuchar la voz en mi interior del arcángel Miguel que me dijo: «Sigues sin confiar y la confianza es la base de toda tu transformación, la verdadera magia está en ti y no tiene que ser visible para creer, tienes que creer para sentir ese poder, esa fuerza mágica, el don más ancestral que arrastra tu alma, tu propia voz interior, tu esencia. Debes trabajar en la resistencia que te impide sentir lo poderosa que eres, el faro de luz que llevas dentro de ti y las destrezas y habilidades sobrenaturales que te acompañan en tantas vidas de tu alma y que debes permitir que se expandan siempre, sin temor y no con recelo como quien abre una puerta y solo muestra una parte de sí mismo por desconfianza o en tu caso por miedo a volar demasiado alto porque en el fondo eres conocedora del alcance que puedes llegar a tener si dejas que la fuerza de lo invisible, del hilo que mueve la trama de tu historia, de las vidas de tantas vidas pasadas de tu alma, del nutriente que necesita tu alma para ser expandida en tu vida. No hay vuelta atrás, no hay regreso. Has iniciado un viaje sin retorno, así que solo puedes seguir caminando y avanzando porque quedarte estancada en este punto no sería lo más conveniente. El viaje ha comenzado con tu compromiso de aceptar y recuperar todo lo que deba ser rescatado y necesario para comprender y entender, para comprenderte y entenderte. Todo empieza y termina contigo, así que fortalece las resistencias, arrepentimientos, dudas, limitaciones y aliméntalas con luz, paz y amor, pues de lo contrario tu propia sombra paralizará tu camino y no es más que tu propio miedo interno a ver más allá de la luz que ahora puedes ver, pues más allá de esta luz se encuentra tu verdad más ancestral. Abraza tu propia oscuridad que veta tu propio crecimiento y siéntete en paz con tu lado oscuro. ¿Realmente estás preparada para abrazar lo que está por venir? Se avecinan grandes cambios significativos en tu vida y debes abrazar la oscuridad que te envuelve porque será clave y aliada para que puedas alimentar tu conciencia asumiendo esa responsabilidad contigo misma. Tu propia sombra no es tu enemiga, es tu aliada para ver al otro lado del velo de lo invisible entre la oscuridad y la luz, recuerda que la luz no existe sin la oscuridad y es necesario que tu visión alcance a poder mirar desde otra mirada pura a esa parte más oscura de la realidad presente, pasada y futura».

Así de claro y contundente el mensaje y, nada más escucharlo, me volví a dormir como si nada de lo vivido hubiese sido raro y no desperté en toda la noche, hasta la mañana siguiente que no sabría definir muy bien el sentimiento con el que me desperté.

Sentía mucha calma y paz. Mi mente estaba serena, relajada, tranquila. Estaba segura de que el mensaje no solo me había traído esas palabras tranquilizadoras, sino también reequilibrado de energía que me ayudó a integrar todo durante el sueño y que fue un bálsamo reparador para mi interior. Fuera miedo a que el poder divino e inmenso me lleve a otra realidad superior y dispuesta a abrazar aquello que está por venir por encima de lo sobrenatural y no intentar buscar razón alguna a las experimentaciones inexplicables que se alejan del orden natural que conocemos y para las cuales no se encuentra una explicación racional.

Entonces, ¿qué decidí hacer antes de levantarme? Agradecer mi mensaje, mi magia y dedicarme momentos de reflexión con mi yo interior y hablarme con mucho amor y mimo. Este es el mensaje que rescaté de mi alma para mi personaje, para su vida en este presente:

«Si dejas expandir aquello que está ya en ti ocurrirá la verdadera magia».

Alcanzarás a ver más allá de lo imaginable, aquello que está a tu alcance si permitieras llegar a ti y abrirte a esa verdad, alumbrar aquello que no quieres ver. Tienes que aprender a convivir con la luz y la sombra y acortar su distancia para que la luz pueda acercarse y dar claridad a esa sombra, que es mi propio miedo, no exterior sino conmigo misma, el miedo del personaje que eres, que soy. Miedo a no tener el control de la situación o a que se me escape de las manos. Este mensaje debes reflejarlo en tu libro, dejarlo escrito, esta es una reflexión de tu alma hablando a ti misma como personaje, pero un mensaje de miles de vidas experimentadas. Un mensaje donde se mezcla la experiencia con la inexperiencia para entrelazarse, unirse y atar el lazo que las separa, solo así la carencia de las habilidades más ancestrales que conoces será vista, escuchada, sentida. Romperás algo en ti poderoso como es la fuerza divina que necesitas para vencer el miedo al progreso, porque tu progreso solo acaba de empezar y no es nada comparable a lo que puede llegar a ser si fluyes con la naturaleza de la vida. Tu esencia perdurará en el tiempo si no dejas pasar la oportunidad que tienes en tu presente de recuperar dones ancestrales, sanar heridas de ancestros y expandir la luz desde el amor incondicional en todo aquello que sea necesario alumbrar. No puedes retener lo que yo como tu alma quiero en esta vida que he cuidadosamente planificado y entrelazado entre presente, pasado y futuro dentro de tu personaje. No puedes cambiar lo escrito y recuerda que no hay vuelta atrás, por eso la iniciativa de continuar está aceptada».

¿Se podría superar tanta y tanta magia alrededor?

Rotundamente pienso que no, uno no puede sentir esa fuerza tan poderosa que viene de tu interior para darte estos mensajes tan reveladores que elevan tu frecuencia y te hacen vibrar al son que tú decidas porque es algo tan grande y tan potente que llega de un ser divino que sin duda te hace alcanzar y permanecer en una alta frecuencia activando tu conexión espiritual que revela un espíritu atraído por el crecimiento y la transformación, el llamado dentro de uno mismo.

CAPÍTULO 17:
LA MAGIA ANCLADA EN MI PRESENTE

Soñaba con ver mi libro publicado y mientras estoy escribiendo este segundo libro este deseo se ha hecho realidad.

Hace tres días recibí un paquete en casa y muy desconcertada le dije al repartidor que no debía ser para mí porque daba la casualidad que ese día yo estaba esperando un calendario del dios Ghanesa, que es mi maestro de poder que me acompaña en la formación de chamanismo, y ese paquete tan pesado no podía ser mi calendario.

Cuando me fijé bien en el remitente me di cuenta de que la editorial me enviaba unas cuantas tiradas de mi primer libro, dos semanas antes de lo esperado y, como no podía ser de otra forma, la magia surgió de nuevo cuando Ghanesa me susurró al oído que era una sorpresa mayor que tenerlo a él en una imagen.

La verdad es que estaba tan emocionada que hasta el repartidor se alegró muchísimo porque le expliqué que era el primer libro que escribía, pero el plazo de envío se había adelantado y el chico, también muy contento, me dijo que algunas veces nos llevamos este tipo de sorpresas y nuestra alegría se multiplica y estaba emocionado con mi ilusión por haberme entregado un sueño tan esperado.

Cuando abrí el paquete la sensación fue una combinación de alegría, nerviosismo y, tengo que decirlo, un poco de vergüenza porque ahora sí mi historia ya no iba a ser solo mía sino que sería expandida y compartida con muchas más personas. No me atrevía a sacar un ejemplar de la caja, estaba en ese momento como paralizada, sentía tristeza y alegría, miedo y valentía, frío y calor…

Y ¿qué se apoderó de mí en ese instante y yo lo permití? El miedo a mostrarme como soy, a exponerme en público, a que mis palabras hasta ahora solo mías y de mis seres de luz fueran leídas por muchas personas.

Entonces lo primero que hice y ante ese miedo que se intentaba apoderar de mí fue coger uno de mis libros, lo sostuve entre mis manos y al tocarlo, en ese instante pude sentirlo, apretarlo fuertemente contra mi pecho al lado del corazón y tener unos momentos en silencio, a solas, mi libro y yo.

Agradecer ese instante, invitar al arcángel Miguel a unirse al encuentro pues era nuestro proyecto, sin él no existiría, sin él no estaría ahora mismo ya publicado con la editorial. Seguí agradeciendo al mismo tiempo que mis lágrimas empapaban mi cara y podía saborear su agua salada en mis labios. Después de volver al momento presente, ahora sí, toqué mi libro con suavidad por todas partes, abrí la solapa, curioseé algunas páginas y en ese segundo un soplo de aire fresco tocó mi cara, secó mis lágrimas y el arcángel Miguel con mucha dulzura me susurró: «Debes volver a leer tu libro porque sentirás que es la primera vez que lo haces».

Entonces le contesté: ¿Cómo voy a sentir que es la primera vez que lo leo si yo misma lo he escrito, lo he corregido, lo he vuelto a leer antes de dar por finalizada mi obra?

Su respuesta fue simple: «Confía y conviértete en su primera lectora».

Insisto en que no debería sorprenderme ya nada en mi vida acerca de la magia que envuelve cada proceso de mi camino, pues todo me lleva a una elevación mayor de mi conciencia, una elevación de mi yo y si os estáis preguntando si seguí la recomendación de mi guía, pues claro, por supuesto que sí. Sabía que algo se escondería detrás de esas palabras y los que me conocen muy bien saben que soy muy curiosa, así que no podía esperar a descubrir qué sería.

Esa misma noche leí hasta la mitad del libro y al día siguiente la otra mitad. He de decir que no terminé el libro la primera noche porque el sueño se apoderó de mí y mi libro acabó durmiendo a mi lado de la cama, junto a mí, y envolvió mi sueño pues estuvo presente en gran parte de la noche con el sentimiento con el que me dormí.

«¿Había escrito yo ese libro?» Habían pasado tan solo cuatro meses desde haberlo finalizado y haber empezado todo el proceso de registro y publicación. Y «¿cómo podía ser que me parecía que lo estaba leyendo por primera vez?» Tan solo tenía unos recuerdos vagos de lo sucedido, tan solo tenía un esbozo de lo que ocurrió, tenía lagunas mentales como si las experimentaciones vividas se hubieran desdibujado en mi mente, se hubieran disipado.

Entonces el arcángel Miguel me hizo recordar la introducción de este segundo libro, todo había desaparecido de nuestras vidas, la casa, los personajes, todo era como si nunca hubiera existido para nadie. El pasado se fue para todos, hasta para el olvido.

Realmente la magia me acompaña sin duda, pero hasta el detalle de esa circunstancia concreta en la que me convertí en la primera lectora de mi primer libro, quiero decir hasta hacerme sentir ese momento tan especial como si hubiera estado leyendo un libro de otra persona, una historia que no tenía nada que ver conmigo, la verdad, ya me parecía grandioso porque por un momento me olvidé de que yo era la autora de todas esas páginas y entonces comprendí el mensaje, no podía haber miedo alguno de mostrar mi verdadera esencia, pues está cargada de sentimiento y emociones que ayudarán a muchos lectores más a encontrarse a sí mismos porque por segunda vez yo he tenido nuevas sensaciones y si eso ha ocurrido conmigo también pasará en otras personas y mis propias palabras y reflexiones me llevaron a entender que mi libro llegará a quien tenga que llegar porque nada es casualidad y creará expectativas en aquellos que las deban tener y tendrán la necesidad de ir descubriéndose a sí mismos, les dará impulso para estimular su vida y sus emociones.

¿Os dais cuenta de cómo la magia que me envuelve hizo de las suyas de nuevo?

Me puso ante mí la respuesta al leer mi propio libro; no solo ayudaría a aquellas personas que lo lean a reflexionar y cuestionar su vida, sino que también me hizo reflexionar sobre la mía propia. Justo tuvo lugar en la fecha de finalización de mis estudios de canalización profesional, porque el relato contado de mi vida empezó con el comienzo de esta formación y lo tuve entre mis manos un día antes de la ceremonia final de clausura de este recorrido experimentado en un camino sagrado desde adentro hacia afuera, abriéndome cada puerta necesaria para la conexión con lo divino.

¡Cómo el Universo se encarga de hilarlo y tejerlo todo tan bien!

Muchas veces os lo he dicho, pero es que es así. Piensa en algunos aspectos, ocasiones, momentos de tu vida y te darás cuenta de que hay muchas cosas que no fueron producto de la casualidad, porque están más unidas de lo que te has parado a pensar, incluso después de años.

Sinceramente, no me esperaba la cantidad de mensajes recibidos de personas de las que hacía tiempo que no sabía de su existencia: amigos de infancia, compañeros de clase, compañeros de trabajo, personas con las que incluso ni tan siquiera hemos tenido relación, y ahí han estado celebrando conmigo. Algunos hasta han querido indagar un poco más en el tiempo pasado y saber más de mi vida y el motivo por el cual he escrito mi novela.

Sea como sea, he retomado algunas relaciones no olvidadas, sino más bien atrapadas en un pasado que no han evolucionado con el tiempo, pero que no fueron nunca perdidas, sino que nuestras vidas se fueron distanciando con el paso de los años y cada una de ellas tuvo sus ciclos y sus caminos. Es increíble saber que siempre han estado ahí y que, por muchos años que pudieran haber pasado, fuimos, somos y seremos amigas, porque la amistad de niñez que fue creciendo con la adolescencia y la juventud tiene un impacto importante que no se olvida. Las fases de la vida en ese periodo de tiempo están llenas de juegos de infancia, diversiones, descubrimientos, secretos, complicidad, momentos donde se comparten experiencias lejos de los padres y con total libertad.

Esa amistad para mí fue la de mi mejor amiga de aquellos maravillosos años donde no existían problemas de adulto, donde la inocencia nos hacía solamente albergar pureza y amor en el corazón y que en ese pasado nos hemos entendido, comprendido nuestros sentimientos, llorado juntas, compartido ilusiones, sueños, amistad de lealtad y confianza, donde aún brillaba la inmadurez de lo que es la vida, pero en la que no había preocupaciones de mayores, sino de adolescentes, y ya nos parecían verdaderos problemas. Seguro que si más de uno ahora pensáis en vuestro amigo o amiga de infancia, aunque no exista relación de amistad en estos momentos después de muchos años o incluso pueda existir una ruptura por algún motivo, lejos de pensar en la situación presente, ese pasado os ha marcado y os ha enriquecido y nutrido con experiencias intensas, maravillosas, puede que con momentos tristes y hasta graciosos.

Cuántas anécdotas compartidas desde la escuela, el instituto, los juegos de calle, los bailes en las verbenas, en las discotecas, nuestras escapadas… tantos y tantos recuerdos que si empiezo no terminaría nunca de contarlos, pero que son lindos de recordar e incluso de contar a quien le interese escucharlos. Por supuesto que tampoco es casualidad haber sido amigas de infancia.

Hemos crecido juntas desde que teníamos unos diez u once años; ella se pasaba horas y horas en mi casa y siempre nos acompañaba como una más de la familia, como una hermana más para mí y para mi hermano, pues mis padres nos llevaban a todos los lados juntas: a la playa, a la montaña, a las fiestas, a visitar pueblos, a pasar el día fuera de casa… Recuerdo que su madre un día le dijo a la mía que por qué no la adoptaba, porque la veía más que ella. «Es más vuestra que nuestra», le decía. Con eso os podéis imaginar el tiempo que no solo en la escuela pasábamos juntas, y de hecho había muchas personas que pensaban que sí era otra hija más.

Aunque nos debamos tantos y tantos cafés, me alegra enormemente saber que siempre nos hemos tenido presentes en nuestros corazones y el tiempo que nos ha separado parece no haberse disuelto cuando de nuevo hemos vuelto a encontrarnos.

Y ambas hemos tenido el mismo sentimiento, hemos retomado nuestra relación y nos hemos reconocido al instante, regresando a ese pasado unido como si el reloj hubiera retrocedido todos estos últimos años. ¿Cómo interpretar esto? Como una nostalgia escondida en nuestro cuerpo, donde hubo una influencia muy profunda en nosotras mismas, nuestros recuerdos compartidos, cómplices de tantas y tantas historias.

Gracias, amiga, por permitirme de nuevo sumergirme en tu mar. Eres así como tu bello nombre te define, María; llevas como parte espiritual, armoniosa, dulce como tú eres, y el mar simbolizando la conexión con la naturaleza, parte de la madre tierra. No sabes el sentimiento que ha venido a mí estos días, la pureza de la alegría de aquellos fantásticos años que ahora en mi presente recuerdo con mucho cariño.

Y ahora reflexiono sobre la duda que se adueñó de mí por un instante: ¿realmente aún pienso en que no fue buena idea publicar mi libro?

Por supuesto que para nada, porque ahora mejor que nunca entiendo la intención con la que fue escrito y para qué fue escrito. Lejos de vender más o menos, no va por ahí; es el mensaje que tiene que llegar a las personas, que los seres de luz envíen las señales a aquellas personas que deben de leer cada página escrita de mi primer libro y de este segundo que estoy ahora escribiendo. Es una señal de actuación a la búsqueda de transformar sus mundos y a cultivar dentro de ellas aquello que desean descubrir y recibir, y es por eso que mis libros atraerán a quienes necesiten un cambio o la clave para encontrarse con ellos mismos. Vendrán las personas que vibren en esa energía para que puedan iluminar sus propios caminos y sí, de forma especial, serán mis libros quienes completarán el proceso que necesitan para lanzarse a emprender el camino hacia su propia armonía y bienestar, a identificar lo que realmente quieren y no quieren en sus vidas. La verdad es que pensarlo de esta forma me hace sentirme plena y llena de orgullo por haber publicado mi primer libro y por estar escribiendo este segundo.

Y continúa la magia, porque sigo recibiendo mensajes de agradecimiento por mi primer libro y por las experiencias que están sintiendo, cómo han encontrado sus mensajes y cómo ahora son más observadores de las señales que les rodean. Y ahí, otra vez, está la verdadera magia.

Aquello que los seres de luz me predijeron que pasaría está pasando; muchas personas notan cambios, perciben señales, les hace reflexionar, recordar y cuestionarse muchas cosas, están atando hilos sueltos en su historia, tienen movimientos y cambios en sus vidas que les transforman y un sinfín de comentarios que me están llegando de las experimentaciones que están sosteniendo y me llenan de satisfacción y de gratitud.

Otra de las personas que ha experimentado cómo algunos aspectos de su vida han tenido un cambio y cómo tenemos tantos cabos sueltos que se van uniendo formando una historia en nuestra vida, y que además de que nada es casual, incluso aquellos aspectos que parecían estar aislados quedan de una u otra forma bien atados a nuestra vida con un significado importante, es un testimonio que toca aún más mi corazoncito porque no solo es otra de mis mejores amigas, es una hermana de luz, que la vida nos ha traído en nuestra madurez, ya siendo madres y habiendo pasado por rupturas sentimentales, amarguras, tristezas, preocupaciones, pero ante todo rebosantes de felicidad y con ganas de comernos el mundo, porque sabíamos que existía vida detrás de cualquier escenario que se nos pudiera presentar.

Su nombre tiene un significado espiritual intenso, es una cruz de fortaleza, símbolo profundo de amor, fe y divinidad, conexión entre cielo y tierra, como mi nombre Amparo, que también tiene un significado espiritual intenso y divino, protección. Íbamos al mismo colegio religioso de monjas de pequeñas, pero yo tenía un año más que ella y entonces no habíamos coincidido juntas en la misma clase y tampoco vivíamos en el mismo pueblo.

Estoy segura de que hemos tenido más de un contacto físico, visual, pero la verdad no recuerdo. Luego, unos años más tarde, cuando tenía once años, me cambié de colegio y allí ya no hubo ocasión de encontrarnos.

No solo nos une nuestro nombre tan espiritual, sino que veinte años después el universo se encargó de nuestro encuentro, no buscado sino encontrado, porque hizo que nos conociéramos trabajando juntas para una misma empresa y empezáramos a descubrir en nuestra amistad algo más que una simple amistad laboral.

La verdad es que es asombroso cómo el universo se encarga de que las personas más significativas en tu vida lleguen a ti sin buscarlas en ningún lugar; simplemente la naturaleza fantástica y misteriosa se encarga de presentarte ese encuentro y esa amistad infinita en el tiempo y sin fecha de caducidad.

Y así fue como dio comienzo la unión de mezcla de afecto, de cariño, de fraternidad, de hermandad, de orgullo de amigas, un vínculo especial entre hermanas de no sangre, pero unidas no solo por una gran amistad, sino por respeto mutuo, de amor y apoyo.

Una relación tan unida y anclada por la magia que desde un principio bañó nuestros sentimientos, que ni con el paso del tiempo, cuando la vida nos distanció a casi mil kilómetros de distancia, pudo dejar de existir tan presente en nuestros corazones. Yo la admiro, ella me admira, yo la siento, ella me siente y así es, existe algo más que una amistad más allá de la pura amistad, amiga y hermana incondicional.

Cuántas anécdotas también hemos vivido juntas, cuántas emociones, cuántas alegrías, también tristezas, amarguras, pero fueron años los que hemos estado una al lado de la otra y ¿sabéis por qué me acuerdo ahora de ella?

Porque ha sido testigo de muchas cosas a las que hago referencia en mi primer libro. Ha vivido algunas de las crisis de mi enfermedad. Ella me llevó al médico en varias ocasiones antes de ir a trabajar, cuando mi cuerpo estaba paralizado y no quería caminar, las lumbares se resistían a mantenerme en pie y solo el pinchazo de la pócima mágica que me daban los médicos de urgencias hacía que pudiera aguantar mi jornada de trabajo.

Ella también es conocedora ahora, después de haber pasado toda esta transformación, de las señales que el universo me estaba enviando porque fue testigo de unas cuantas… y ahora comprende que si observamos y nos detenemos a sentir, en el aquí y en el ahora, todo está muy unido, entrelazado, y si echamos la vista atrás nos damos cuenta de muchas vivencias de nuestra vida que solo se entienden si tiras del hilo de la madeja, bueno, más bien si vas desenredando todos los nudos que se han liado con el paso del tiempo para así poder ver con claridad, tener otra visión de la vida, otra perspectiva y entonces darte cuenta de que todo son ciclos a transitar para encontrar la luz. La luz te espera siempre que estés dispuesto a verla porque nos acompaña y rodea nuestro cuerpo, pero, a veces, nos es más fácil ver la oscuridad que, aunque no tiene brillo alguno, sí tiene más fuerza en nosotros para dominarnos y hacernos ver solo tiniebla a nuestro alrededor y, por naturaleza, como humanos que somos, nos domina nuestra mente y nuestro ego y no nos esforzamos en derrotar y vencer esa sombra que nos acecha, no queremos lidiar ni luchar para comprender para qué está en nosotros, qué debemos atender y la verdad es que, aunque caminemos en la luz, siempre nos acompañará la oscuridad porque viene para algo que no estamos atendiendo y que necesita de un equilibrio y entonces debemos cambiar nuestro campo de visión y no quedarnos en lo más cómodo que sería vivir con miedos, resistencias, sufrimiento, no creernos merecedores de nada... no puede ser, debemos despertar y sentir nuestra propia luz, la que nos acompaña, la que nos aporta aliento, bienestar, siempre y cuando queremos y deseamos darle el protagonismo que se merece en nuestra vida y salir de nuestra zona de confort de las lamentaciones, desgracias y pensamientos negativos limitantes.

En muchas ocasiones, si tiramos del hilo con personas que incluso nunca hemos coincidido en ningún sitio o que nos separan kilómetros de distancia, nos daremos cuenta de que existe un punto de unión en algún momento de nuestra vida presente y si aún indagamos en vidas pasadas ahí pudiera estar la verdadera conexión.

¿Cuántas veces hemos dicho «¿de qué me suena esta cara?» o «¿por qué me resulta tan familiar este lugar, esta persona, este momento?»

Parece como si ya hubiera estado aquí, pero no ha sido así. También te pudo haber pasado el pensar «¿por qué me siento tan cómodo con esta persona que acabo de conocer?», «¿por qué siento tanta paz?» No, en esta vida, no en tu presente, pero sí en otra línea temporal del tiempo hubo esa relación sin duda.

Así que con mi hermana de luz, fue algo más que una simple amistad de trabajo, fuimos cómplices del mejor delito que pudiéramos cometer, ofrecernos un amor mutuo verdadero más allá del tiempo, más allá de la distancia que nos separa, más allá de las palabras, del tiempo entre nuestras conversaciones, juntas o separadas, nos veamos mucho o poco, más allá del infinito, está el lazo que une nuestros corazones, ese cordón que nos une está envuelto en luz divina y por eso somos hermanas de luz.

Y entonces debemos darnos cuenta de que a todos nos envuelve la magia de nuestro presente y no solo nos envuelve, sino que está anclada a nuestro aquí y ahora, así que bucea y explora tu propio mundo y entrelazarás momentos en tu vida y descubrirás misterios de ti mismo que están en tu interior para que sean descubiertos. Te espera tu propia guía diseñada exclusiva para ti.

Encuentra tu verdadera esencia conociéndote a ti mismo, a esa persona que habita dentro de ti, reconoce tus emociones, sensaciones, sentimientos y ahí empezarás a reconocer tu intuición, la voz de tu alma que es la mejor guía que pudieras tener en esta vida.

Entonces no tengas miedo a fracasar en el intento y no vivas tu vida intentando aprender de los demás, sé tú mismo, date el valor que te mereces, piensa en todo lo que te inspira, lo que te hace sentir, vibrar y ahí es… ve a por tus sueños, date la oportunidad de caer, de levantarte por ti mismo, pero persigue tus sueños, haz que se hagan realidad porque lo mereces y sigue siempre tu propia estrategia porque será la auténtica, la única y verdadera, así de esta forma no puede haber fracaso.

CAPÍTULO 18:
VIAJE AL MUNDO DE ARRIBA

Siguiendo mi rutina de mis prácticas chamánicas no podía dejar de contaros mi experiencia en mi viaje al mundo de arriba y el encuentro con mis maestros de poder, aquellos que me acompañan en mi vida.

Al sonido de mi maraca, después de mi invocación y con el cosquilleo en el cuerpo para descubrir uno de mis maestros de poder, inicié ese viaje tan esperado desde hacía días.

Así que, como ya es habitual, viajé al mundo de arriba con mi acompañante inseparable águila dorada para conocer a mi maestro de vida, que es como mi ángel de la guarda. Con él tenemos un vínculo más cercano y mucho más íntimo y, aunque ya sabía de quién se trataba, pues ya habíamos tenido conexión un par de años antes cuando accedí a mis registros akáshicos y se presentó como mi ángel de la guarda.

Al llegar al mundo de arriba todo estaba blanco, como con mucha niebla, y no veía nada. Poco a poco, una figura a lo lejos se iba acercando a mí y pronto lo pude reconocer. Mi maestro de poder Moisés, qué alegría sentirlo y saber que me está acompañando en cada momento. Él me ayuda a recordar experiencias de otras vidas que me han nutrido y siempre me recuerda que no estoy sola, pues su acompañamiento es continuo, él me ofrece siempre cobijo cuando estoy desolada, cuando estoy perdida, confundida o triste. Desde mi encarnación está a mi lado siguiendo mi camino y mi evolución y seguirá estando cuando desencarne. Es mi guardián de vida y me cuida desde lo etéreo y me protege diariamente y, aunque ahora puedo conectar con él, siempre de forma silenciosa ha estado ahí. Sentir su energía es sentir paz y amor. Y en esta conexión me dejó un breve y sabio mensaje:

«El compromiso es contigo, lo de fuera puede esperar a que tu interior florezca y se expanda. Abre tu canal para que traspase miedos, incertidumbres, pues cuando abres tu corazón todo se coloca en su lugar».

Sin más, se dio media vuelta y seguí inmóvil hasta que lo perdí de vista entre tanta niebla y regresé al mundo del medio con mi querida águila dorada.

Esta vez, como ya conocía al Maestro de Poder Moisés, volví a hacer de nuevo el viaje al mundo de arriba unas horas más tarde con la intención puesta en conocer a mi maestro del plan de vida.

Este maestro nos acompaña a lo largo de varias vidas y nos ayuda a desarrollar los propósitos que nos hemos marcado en cada una de ellas para nuestra evolución.

Su misión no es apoyarnos en nuestro día a día, sino más bien en momentos clave, cuando necesitamos tomar decisiones importantes o enfrentarnos a desafíos o momentos de inflexión en nuestro camino; en esos momentos él nos ofrece claridad y nos muestra la dirección.

Diosa Tara es mi maestra del plan de vida y vino acompañada del maestro Moisés, que es quien me la presentó ante mí y me dijo que ella me ayudaría a recuperar mis dones y se fue. Me quedé a solas con la diosa Tara y sentí su fuerza, su energía solemne y grandiosa. Me miró y me dijo:

«Soy la diosa Tara y te he acompañado durante varias vidas dentro de tu camino espiritual. Recuperarás y recordarás dones, experiencias que te han nutrido, tu intuición es poderosa y podrás ver y observar más allá del velo de lo invisible. Tu sabiduría será tu mejor aliada en situaciones difíciles y te permitirá sanar, elevar, desafiar la lógica, afrontar, recuperar vidas pasadas y de todo tu linaje. Y ¿cómo será? Empezarás a tener revelaciones, sueños, recuerdos que permanecerán en ti, pues ya no serán efímeros y te espera saber realmente quién eres.

Ten confianza en todo el proceso que te espera, siente todo aquello que llega a ti, pues no lo hace por casualidad e irás descubriendo que eres magia, un imán de luz que atrapa toda oscuridad. Eres la fuerza y la voluntad de mujeres guerreras y luchadoras, eres una mujer llena de sabiduría y magnetismo. Uno de los dones más grandes que posees es el de tu intuición, así que sigue las señales que lleguen a ti, sigue a tu corazón».

Ahora sí necesitaba una parada para reflexionar conmigo misma e integrar toda esta energía que llevaba dentro de mí. Me sentía muy cansada, agotada, y durante los siguientes días estuve un poco removida. Sentía mucho malestar y mucho dolor de cabeza.

Fueron tres días intensos y al cuarto ya estaba lista para continuar y conocer a mi maestro de transición, concretamente al maestro que me acompañará a lo largo de toda la formación de chamanismo.

El dios Ganesha es el maestro de poder que compartirá conmigo y me ayudará a desarrollar mi experiencia en el mundo del chamanismo a nivel práctico y me ayudará a fortalecer todo el despertar que reside en mi interior.

La verdad que estaba muy bien acompañada y esta protección y ayuda la sentía diariamente. Cada vez de forma más intensa puedo sentir la luz que reside en mi interior y cómo se eleva mi vibración con este acompañamiento de manera muy intensa y positiva.

Entonces honré a todos mis animales y maestros de poder que había conocido y a todos aquellos que aún estoy por descubrir. Me dejé sentir durante unas horas, les creé un altar y dancé de una manera suave acompañada por mantras agradeciendo que su energía fluya en mi cuerpo, que su medicina me dé poder y equilibrio y que la fuerza de la vida me acompañe sabiendo que tendré todo aquello que necesite en cada momento.

CAPÍTULO 19:
SUAVE CARICIA ANGELICAL

Llevo casi un mes sin escribir nada, sintiendo una vez más esa emoción de no poder escapar de un cuerpo que se resiste a seguir avanzando y que me lleva por una dirección que no era la planificada en mi camino. Un cambio en la ruta de mi destino o una parada forzosa por una avería en mi vehículo de vida.

Cada día era un avance importante en mi camino y cada día significaba un amplio recorrido en mi experiencia, por lo que mi mochila ya estaba cargada de una experimentación muy potente y de lo más normal era sentir rabia, sentir tristeza, sentir miedo; por eso lo más importante era reconocerlo, aceptarlo y no parar.

Formaba parte de la expansión de la conciencia y ya estaba más que avisada de que estos procesos son muy intensos, la conexión más allá de lo invisible, la abertura de puertas y portales sagrados me dejaba huellas de cansancio y se interpretaba como confirmación de que estaba evolucionando y creciendo espiritualmente. Era como una señal de transformación profunda porque lo que hoy duele mañana me guía y es pura liberación todo lo que tengo que transitar. Así que prácticamente me paso casi todo el tiempo abatida, cansada, triste, desolada, sin ganas de continuar mi camino, pero todo está bien, aunque a veces sienta que ya no puedo más; luego ya sabéis que la magia siempre aparece cuando más la necesito.

Y en ese punto me encontraba de nuevo, desconcertada, sin poder decidir qué era lo que necesitaba en aquel momento o más bien sin poder sentir qué era lo que mi alma me quería decir. En ocasiones tengo dificultad para respirar con una sensación de ahogo muy fuerte, pero son producto de las emociones en torno a todo lo que tengo que manejar y expresar.

Mi cuerpo, paralizado de nuevo, se negaba una y otra vez a acompañarme en mi día a día, y de nuevo arrastrada a las oscuridades de la noche oscura del alma, al mismo tiempo que mi corazón luchaba a contracorriente para evitarlo, para no volver a caer de nuevo.

Mi mente era más poderosa que mi corazón y poco a poco me iba consumiendo y apagando, y me encontraba con pocas fuerzas para pedirles ayuda a mis queridísimos seres de luz y guías. Y en realidad, no me hace falta porque ellos son la luz que ilumina mi camino siempre, no para apartar las piedras de mi camino, los obstáculos los tengo que enfrentar para crecer, pero sí para tener las fuerzas que necesito para caminar con los pies descalzos por encima de las dificultades y adversidades que se interponen en mi progreso.

Podía sentir cómo mi cuerpo gritaba y gritaba cada vez más fuerte a través del dolor y mi llama de energía, que es mi propia medicina, se iba consumiendo, apagando, perdía efecto y, en su lugar, me atacan los efectos secundarios de mi propia vitamina.

Empecé a cuestionarme preguntas y más preguntas que aún me confundían más y me mantenían en alerta con más ansia de entender.

Hasta que, como el Ave Fénix, volví a resurgir de mis cenizas justo en el momento exacto, justo en el límite de mi propia desconexión con la realidad que me rodeaba. Ahí la encontré a ella, María Magdalena me abrió la mirada dentro de mí y salí de las aguas oscuras y profundas para respirar de nuevo un aire renovado tras escuchar sus palabras de amor en el amanecer de un nuevo día. Escucharla es escuchar una melodía divina en cada una de sus palabras, su inmensa dulzura y su delicadeza hacen que se pueda sentir aún más su calor y su cercanía. Con una voz suave y serena me transmitió este mensaje:

«Nunca te has derrotado a ti misma. Nunca te has abandonado y nunca has traicionado la esencia que eres, aunque pudieras pensar que en más de una ocasión así lo has hecho.

Vengo a comunicarte que ya es hora de que despiertes la diosa, la bruja, la alquimista, la sacerdotisa, la mujer medicina y sanadora que habita en ti, que eres, que fuiste y que siempre serás. Eres cada una de esas mujeres que han habitado tu alma y que es momento de su esperado despertar. Es ahora, no más tarde.

Eres poderosa, luchadora y fuerte. Ya es hora de que las recuerdes, de que te adueñes de sus memorias, tráelas a tu presente y permíteles que expandan su energía, su sabiduría, su conocimiento, su medicina, permíteles que se muestren, que salgan de su letargo milenario. Es momento del siguiente gran ciclo de transformación. Como bien sabes, un nuevo renacimiento trae consigo un gran avance, un gran aprendizaje y una nueva enseñanza.

Ábrete a tu nueva realidad. Bienvenida eres al recuerdo más ancestral que eres, permite que te guíen y te acompañen porque en realidad son tu versión divina.

Sí, querida mía, es lo que estás pensando, el camino Magdala te espera. Ábrete a recibir mi acompañamiento como una bendición divina y ya sabes que para descubrir próximos pasos no tienes nada más que seguir la voz de tu alma, tu intuición. Ella es tu guía interna, tu brújula para continuar tu viaje y para encontrar la dirección a tomar. Disfruta sin prisas pero sin retrocesos. Las piedras del camino te ayudarán a sobrevivir las circunstancias que tendrás que transitar, será más fácil cuanto más complicado sea el caminar porque las heridas que dejarán en tus pies son huellas imborrables que dejarán también aprendizajes, enseñanzas y nutrirán tu sabiduría elevándote a un plano superior.

Empieza en el día de hoy a dar luz a tu nuevo despertar con la fuerza de todas las mujeres que habitan en ti. Sumérgete en sus energías para dar paso tras esta muerte simbólica al renacimiento y florecimiento de aquello que fue dormido en la oscuridad.

Abre este portal sagrado que solo tú puedes abrir y comienza esta conexión con la ayuda del movimiento de tu cuerpo a través de las danzas sagradas, ahí serás la creadora de un lenguaje con tu cuerpo donde el movimiento te ayudará a crecer, avanzar y liberar.

Crearás un espacio interior donde permitirás morir lo que ya no te sostiene, liberarás lo que pesa en ti y honrarás tus sombras. Será pura magia si decides danzar ante cualquier tempestad, lluvia o con los rayos del sol, en la oscuridad de la noche aunque no puedas observar la luz de las estrellas o a plena luz de un día nublado que te impida ver el cielo despejado.

Lo realmente poderoso es seguir danzando porque es la manera de reconectar con tu pasado ancestral y, seguir tu baile y tu movimiento es encontrar el lugar de paz, de quietud, de amor que te hace sentirte libre y conectada a la divinidad de la voz de tu alma.

A través de la danza llegarás a una conexión sagrada profunda donde conectarás no solo con la Madre Tierra, también con tus ancestros, tus vidas pasadas y con la diosa, la bruja y la sacerdotisa que eres y que te acompañan. Tu alma despertará la llama del lenguaje de la energía de luz de todo lo que ellas fueron y tu cuerpo será tu propio templo donde rendirás culto a tanta sabiduría. Ese será tu espacio sagrado y es el único lugar donde puedes llevar a cabo la unión y la conexión de las mujeres que habitan en ti, donde los recuerdos de tus dones se unificarán y entrelazarán justo en el momento de ese renacimiento, justo en el mismo momento del final de un ciclo y donde el velo entre los mundos se volverá más sutil.

Es el único lugar donde se teje tu paz.

Con amor,

María Magdalena».

Sin tiempo para despedirme cuando le quise agradecer ya se había ido. Entonces me tomé unos minutos de reflexión conmigo misma.

Tras aquellas palabras susurradas con tanto amor y dulzura me di cuenta de que ahí, justo ahí en mi interior seguía mi abundancia, mi plenitud, mi serenidad, mi presencia, mi paz y mi armonía.

Cuánto valor tiene el mensaje de María Magdalena, justo las palabras que necesitaba para ubicarme de nuevo en la dirección que debía de tomar, no era necesaria ninguna otra indicación. Son tan mágicas las conexiones con los seres de luz que ellos te dejan siempre la inspiración, el aliento para escuchar la voz interna que llevamos dentro.

Qué potente cada mensaje recibido y la verdad es que la transformación no se fuerza, se habita porque está dormida dentro de nosotros y cuando sentimos movimiento interno es porque nuestra alma está ahí pidiéndonos a gritos ser escuchada, atendida. Es la fuerza divina ayudándonos a seguir despertando y la conexión con ella siempre es hacia adentro de nosotros y no hacia fuera.

Me di cuenta de que de nuevo había tropezado con la misma piedra en el camino y quería observarla desde mi exterior y buscar las respuestas desde todo lo que me rodeaba. Soy humana y tropezaré una y mil veces con la misma piedra o con varias distintas evitando mirar, evitando sentir y escuchar el dolor donde están construyendo su nido, patrón que se repetirá sin comprender que la dirección a seguir está dentro de mí, en mi GPS interno, soy mi propia guía y esas piedras no son molestas, son necesarias, así que no debo intentar ocupar mi tiempo y mi energía en apartarlas sino darles fuerza a mis pies para caminar entre ellas.

En los momentos más difíciles, más oscuros donde el camino parece disiparse con la niebla enturbiada, donde no voy dejando huella con mis pies, cuando me siento desorientada, perdida y no siento el apoyo para continuar, sigo siendo mi guía, solo yo debo volver a encontrar el rumbo perdido, por ese motivo, un impulso de mis seres de luz siempre me lleva a seguir avanzando con firmeza y seguridad a través de las sombras que me conducen hacia mi luz.

Tengo mi propio espacio sagrado en mi interior, como mi cueva, mi refugio, mi templo y desde ahí debo entender que todo muere para renacer y es ahí donde debo mirar, desde mi silencio abrazar los desafíos, las debilidades, los vacíos, las emociones, las incertidumbres como si de diamantes en bruto se tratasen porque me ofrecen un salto cuántico importante, un antes y un después. Un fuego latente en mi vida para soltar lo viejo, lo que ya no tiene que estar en mí y florecer lo nuevo, aquello que en medio de tanta oscuridad se fue tejiendo y trenzando.

Sí tengo muchas caídas, muchos bajones, soy muy débil pero también muy fuerte y siempre intento honrar mis sombras porque me dejan un aprendizaje único y acabo sacando ese coraje para mirar hacia mi interior porque no es que esté rota sino desubicada de mi centro y es ahí donde debo regresar.

Me caeré y me levantaré y con cada levantamiento tendré momentos inspiradores llenos de sabia reflexión y poderosos mensajes que alimentan y dan vida a mi despertar.

Sin casi darme cuenta ya había abierto las puertas de mi templo interior sagrado, abriéndome al renacer, avanzando un paso más en mi camino.

He meditado, canalizado, indagado siguiendo en todo momento la voz de mi alma y aquí me encuentro danzando para recordar que mi cuerpo es parte de Madre Tierra, danzando para despertar mis memorias de la diosa, la bruja y la sacerdotisa que habitan en mí.

Danzando y viviendo este proceso en presencia sin miedo, sin temor, entendiendo que todo es un misterio pero que debo ser confiada y receptiva a mi transformación para activar en mí las memorias olvidadas, la liberación.

CAPÍTULO 20:
HONRANDO LAS MUJERES QUE HAY EN MÍ

No he nacido por primera vez en esta vida, mi alma es muy vieja, antigua, mi alma está entretejida con hilos nacidos en la tierra, en el aire, en el agua y en el fuego. Hilos que aportan una gran sabiduría y que me recuerdan por qué siento el llamado del bosque, de los astros, del mar y de las llamas eternas encendidas para siempre y ahí me despiertan para regresar a mí y me encuentro con una melancolía de un tiempo pasado que no recuerdo pero que necesito honrar.

Y en esa necesidad del regreso íntimo a mí me invito a mí misma a honrar a las mujeres que están presentes en mi vida porque forman parte de ella aunque no las recuerde, pero ellas son yo y yo soy parte de ellas. Dejar que la energía femenina vuelva a mí, la energía de las vidas de mi alma, las mujeres dormidas que guardan memorias sagradas, sabiduría plena, cada una con un mensaje impregnado de su propia energía y su medicina ancestral.

Eso es magia pura, regresar a través de los hilos de mis vidas para con mis propias manos volver a tejerlos con la fortaleza de todas las experiencias escritas y vividas, con cicatrices, con dolor, con ausencias, con heridas, con todas sus raíces más ancestrales, con toda la sabiduría y volver a tejer los aprendizajes para traerlos de regreso con más verdad divina y entrelazarlos con mi vida.

Me traen palabras de conexión, rituales conscientes para recordarlas, acompañamiento para regresar al origen, para reconectar a través de mi canal expansivo de luz con el plano espiritual y con la sabiduría superior que me abriga. Ellas me hicieron despertar para encontrarlas en silencio, en misterio, en dolor porque el encuentro se da cuando sanas el alma y sientes esa necesidad de llenar el vacío con el remedio natural que siempre te ha acompañado.

Para sanar hay que sentir y no puedes sanar si no te permites sentir, entonces en esas citas conmigo misma es donde me reencontré con mi pasado para comprender y observar mi futuro desde la confianza de saber que estoy sostenida y ahí me di cuenta de que los errores creados en mis experiencias me hacían tener una vida auténtica y entendí que el aprendizaje viene de haber caído intentando seguir mi verdad, de haber sido valiente para poder decidir por mí misma, de no haberme esforzado en ser quien no quería ser, de haberme priorizado por encima de todo a pesar de las circunstancias, de las incomprensiones y del valor externo y sin buscar nada encuentras todo.

Fluyo como el agua de un río, como las olas del mar, desde mi serenidad, desde mi propia decisión, desde la calma porque no tengo nada que buscar fuera cuando todo está adentro.

Y me reencuentro con todas ellas y me recuerdo en cada una y me fusiono con todo lo que me pertenece, pasado, presente y futuro tejiendo una misma verdad, una misma esencia, una misma alma.

Soy toda la historia de esas mujeres, soy toda la información que lleva mi alma, soy la existencia de mi ser, soy quien fui, soy quien soy y seguiré siendo.

Abrazo cada recuerdo de esas historias con la seguridad de que todas ellas y yo somos una misma energía del mismo ser superior. Soy la hilandera, la curandera, la criada, la bruja, la diosa, el duende, el hada, la ninfa, la esposa, la madre, la abuela, la simpleza de la sanadora, mujer medicina poderosa porque cada una de ellas está cargada de experiencias intensas, unas dulces y otras amargas, pero todas con su historia cargada de sabiduría y profundas emociones llenas de verdad.

Y es ahora que honro a las mujeres tejedoras, recolectoras, aprendices, maestras y sabias de cada historia, que a través de sus caminos forjaron independencia siguiendo sus intuiciones y exploraron un mundo con experiencias propias y descubrimiento interior donde en cada etapa de sus vidas transformaron un recorrido espiritual único y verdadero bañado con una medicina conectada a la tierra sagrada y a los mundos visibles e invisibles.

Mujeres que han mirado de frente sus desafíos y sus sombras y han roto con imposiciones que desde niñas llevaban cargando con ese peso que no les pertenecía y sintieron que debían seguir otro camino y volver a intentar desde su entrega a lo más sutil para reconocerse y encontrarse desde el silencio, escuchando la voz de su alma como guía.

Y sí, la verdad, algo dentro de mí despierta memorias antiguas cuando camino entre sus mundos y sostengo sus energías.

Entonces ahí me amo y no tengo que forzarme a dar ninguna explicación y ahí elijo dar todo de mí sin miedo alguno y mirar más allá de lo evidente para percibir esos hilos invisibles que unen las historias del alma y emprender ese viaje transformador que comienza justo cuando decido conocerme de verdad y conocer quién soy.

Y así cierro este encuentro donde he honrado a todas las mujeres de mi generación ancestral y a todas las mujeres de mi alma.

Bienvenidas sois a mi despertar y que vuestra sabiduría, fuerza e inspiración me acompañen siempre y más allá de mi desencarnación.

CAPÍTULO 21:
EN MEMORIA DE MI PADRE

«No quiero forzarme a conducir un coche, por favor no me obligues», le suplicaba una y otra vez a mi padre. Estas palabras se repetían mucho durante el último mes antes de su fallecimiento.

Otro recuerdo más en mi memoria, mi pesadilla de tener que manejar un coche. La verdad, nunca he tenido el deseo de conducir, prefería ser la acompañante del asiento de al lado del conductor o una viajera en el asiento de atrás y, aunque me había sacado la licencia de conducción, no era algo que me motivara.

Habían pasado casi diez años desde que tenía mi permiso de conducir cuando mi padre se enfermó de cáncer y tomó la decisión antes de su operación de darme unas clases de repaso de conducción para que de una vez por todas rompiera con esa barrera de no querer manejar un coche.

Él era mi taxista particular si por algún motivo era necesario y sé con seguridad que cuando le dieron la noticia de que se tenía que operar se le cruzó en su cabeza la idea de que era muy importante que me lanzara a conducir por mí misma y rompiera la limitación que me causaba hacerlo y que alimentaba mi ego a no querer hacerlo solo por pura comodidad de no salir de la zona de confort.

No estaba ilusionada con hacerlo y solo la idea de que fuera para mí como una obligación hacía que odiara aún más ese encuentro entre vehículo y yo.

Os tengo que confesar que tras unos cuantos intentos fallidos por darme las clases y que no fuera tan torpe al volante, una tarde enfadado me dejó por imposible y, como no se sentía muy animado por la falta de energía de su cuerpo y su cansancio extremo debido a su enfermedad, le llevó a olvidarse del tema, eso sí con mucha decepción y me lo hacía sentir en todo momento, pero en aquel entonces a mí no me importaba su sentimiento y menos aún su desilusión. «¡Qué alivio!», pensé aquel día.

En ese momento no lo estaba entendiendo, pero ahora sé que su alma se estaba preparando para trascender y en cierta manera él de forma inconsciente lo sabía, sabía que se estaba acercando su partida de este mundo terrenal.

En menos de un mes desde esas prácticas de conducción fue su operación de garganta y a los nueve días murió de forma inesperada en la cama del hospital. En la noche mientras dormía, su corazón dejó de latir sin justificación alguna, porque no tenía relación alguna con su operación ni tampoco con ninguna otra patología. Simplemente su alma así lo tenía pactado y decidido porque el personaje de mi padre había ya experimentado todo lo que había querido en esta vida para su recuerdo entre vidas y el alma sabe cuándo esto sucederá, aunque nuestra muerte ocurra de forma inesperada o violenta.

Antes de encarnar aquí en la tierra, hacemos nuestro plan de vida con aquellas otras almas con las que vamos a tener un vínculo especial y pactamos las circunstancias que deseamos experimentar y la enseñanza por la cual queremos pasar. Nuestro tipo de muerte ya está pactado desde antes de nacer, así que ninguna muerte es casualidad. Es difícil creer que es así, pero así es.

Esa noche antes de acostarme tuve una señal, un presentimiento intenso que ahora puedo darme cuenta lo real que había sido.

Recuerdo que estaba en el espejo del baño y mi intuición me presentó el escenario de que mi padre se iba a morir, por un momento fugaz sentí su muerte cercana. Pero lo interpreté como miedo a que pasara algo y lo aparté de mi mente y me fui para la cama.

Fue un pálpito en mi corazón que quedó en el olvido esa madrugada al recibir la noticia de su fallecimiento.

Días más tarde recordé ese presentimiento que había tenido la noche anterior, pero pensé que había sido pura casualidad y le quité protagonismo. La verdad es que había tenido la conexión divina intentando comunicarse conmigo, pero que había ignorado su llamado.

Mi padre desde muy pequeño, con aproximadamente siete años, tuvo que trabajar de sirviente cuidando vacas en lo alto de la montaña por un poco de comida que era lo que recibía a cambio, su escuela fue la vida misma porque apenas pudo ir al colegio y sinceramente ahora reflexionando en su vida me siento muy orgullosa del resultado de su triunfo, él había sembrado y cosechado principios que le habían brindado oportunidades y responsabilidades y, aunque se perdió la inocencia y tuvo una infancia difícil para un niño porque eran seis hermanos y mucha escasez de muchas cosas, su futuro más tarde fue brillante y lleno de sabiduría.

Se enriqueció de experiencias de todo tipo, la mayoría amargas en su niñez y juventud porque fueron muy duras. Pasó mucho frío, hambre, miedos, no sintió ese hogar lleno de calor familiar, su ropa y calzado estaban sucios, rotos y sus sentimientos y soledad eran su única compañía. Más tarde, antes de la mayoría de edad, salió de España y vivió una guerra larga de conflicto militar que le dejó huellas y heridas emocionales profundas al ver morir a compañeros, entre ellos su mejor amigo que le había acompañado en esa aventura. La verdad que siento no haber simpatizado más con su historia cuando de niña me intentaba contar sus vivencias, emociones, experiencias… lástima que me haya dado cuenta demasiado tarde. Habría escrito un libro grandioso, basado en hechos tan reales como crueles llenos de experiencias intensas y desgarradoras.

Mi padre aprendió a leer y escribir correctamente cuando tenía unos veinte años ya de regreso a España haciendo el servicio militar, un compañero le enseñaba en los ratos libres.

Trabajó en las minas de carbón asturianas y, siendo yo muy pequeñita y al mismo tiempo que trabajaba, hizo un curso a distancia en electrónica y desarrolló sus habilidades en esta profesión que tanto le apasionaba y que encontraba en ella su sueño cumplido de estar desarrollando un trabajo que le motivaba a continuar su camino con esperanza e ilusión en cada proyecto que iniciaba.

El gran descubrimiento de su inteligencia dejó asombrados a ingenieros y muchas personas estudiadas en la universidad con profesiones muy importantes, pues la mente de mi padre era una mente brillante y auténtica que iba mucho más allá de la inteligencia humana, de la comprensión. Era capaz de resolver enigmas, misterios en equipos electrónicos que desmontaba y volvía a montar desbloqueando todo tipo de problemas con asombro de muchos profesionales en la materia porque seguía una secuencia lógica que desafiaba la inteligencia de grandes mentes estudiadas y por ese motivo ayudaba con satisfacción a ingenieros electrónicos a encontrar soluciones a muchos problemas.

En muchas ocasiones mi madre, mi hermano y yo le acompañábamos en estas visitas y nos decían a mi hermano y a mí: «Tenéis un padre que es un genio, tiene una inteligencia brutal, una mente admirable y magnífica con una visión audaz. Es mejor que una enciclopedia escrita porque hay muchas cosas que sabe que no se encuentran en los libros porque llevado a la práctica se hace complejo y él tiene una comprensión y habilidad que es en estado puro y natural y que habita dentro de él». Y la respuesta de mi padre siempre era desde la humildad porque a sí mismo se veía como un pensador que se dedicaba a desengranar las reglas del juego para montar el rompecabezas. Ahí residía la verdadera habilidad en el conocimiento desde el pensamiento y no desde el conocimiento que se adquiere porque cuando te encuentras con algo que no está en lo que has estudiado dentro de tu conocimiento si no tienes la capacidad de ir más allá de lo obvio no encontrarás solución alguna.

Jamás le escuché sentirse más que nadie, al contrario, se sentía orgulloso de lo vivido de niño sin apenas haber podido asistir a la escuela y siempre decía que solo era cuestión de pensar un poco con la cabeza, con la mente abierta y esforzarla hasta dar con la solución. Por ese motivo, cuando se enfadaba con mi hermano y conmigo decía que no teníamos interés alguno en indagar y trabajar nuestra mente porque era muy cómodo no esforzarse para pensar. Sus palabras eran: «Hay que utilizar la cabeza para algo más que jugar. Hay que pensar. No os da nada la cabeza…».

La verdad que en aquella época me aburría enormemente escuchar que me hablaran así de mi padre. Para mí no tenía ningún valor. Qué lástima pienso ahora porque era una fuente de luz bañada de auténtica canalización a través del clariconocimiento.

Ahora puedo asegurar que mi padre fue un gran canalizador sin saberlo, además de tener una fuerte intuición innata porque nunca se equivocaba con lo que percibía. Le llegaba la información guardada de otras vidas pasadas de su alma, de su biblioteca universal. Mi padre utilizaba el lenguaje de su nivel de conciencia y se iba enriqueciendo y conectando de forma natural con lo sutil, subiendo su frecuencia a través del clariconocimiento aunque por supuesto él desconocía que existiera este tipo de videncia. A mi padre le llegaba el conocimiento sin saber de dónde le venía toda esa información tan sabia que desconocía porque no había estudiado, así que por la puerta grande se abrió paso en su inteligencia más allá de cualquier comprensión que se quisiera analizar con la propia mente.

Era una persona extrovertida, amante de la naturaleza, de las conversaciones entre amigos e incluso con gente que no conocía, le gustaba ayudar en lo que podía y era completamente desinteresado. Aunque no creció en un ambiente familiar unido, con sus cinco hermanos desde niño todos vivieron distanciados porque sus padres no tenían muchos recursos y sobre todo los más mayores tuvieron que ir ayudando como podían y de muy jóvenes escogieron cada uno su camino, pero él mantuvo siempre una estrecha relación con todos ellos y le unía un amor de sangre poderoso. Les quería mucho y no había sentimiento más puro y deseo de ir a visitarlos a sus casas muy a menudo.

Crecí muy ligada a mi tía paterna Carolina que me quiere como una hija y por ese gran amor que sentía y que siente hacia mí recuerdo que siempre me preguntaba cuando era pequeña si era su tía favorita. Le encantaba que le dijera «sí, eres mi tía favorita» y ella me respondía alegremente y llena de emoción «¿es verdad o me lo dices por decir?». Estos son algunos de los recuerdos con ella que me agrada mucho recordar porque me lo decía casi siempre que la veía. Mi padre la quería muchísimo y le encantaba ir a visitar a su hermana y ella no hay día que no le recuerde. Mi padre vive en su memoria continuamente.

Mi hermano y yo crecimos y vivimos una vida cómoda y tuvimos todo lo que quisimos, pero siempre nos inculcó desde pequeños que las cosas hay que ganárselas por uno mismo y cuando ya fuimos mayores de edad y dejamos de estudiar debíamos saber de qué trataba la vida sin tanto cuidado de papá y mamá y aprender a enfrentarnos con la vida misma, eso sí, nunca nos ha faltado sus consejos. Pero tenía muy claro que debíamos de ganarnos todo lo que quisiéramos con nuestro propio esfuerzo sin facilidades, es lo que quiero decir, ¿quieres un apartamento, un coche, un viaje…? Gánatelo tú mismo y aprende lo que cuesta tener las cosas y el valor del dinero, ese era su lema. Y estaba bien y agradezco haya sido así. Eso no le hacía ser un mal padre, al contrario, nos hizo valorar el esfuerzo que requiere tener algo que deseas, me refiero en este sentido a todo lo material, porque en otras cuestiones pasara lo que pasara siempre estaba ahí su figura paterna.

Ahora lamento enormemente no haber tenido cuaderno de notas y lápiz para ir anotando todas, absolutamente todas sus experiencias y las enseñanzas que le fue dejando cada huella en su camino, cada obstáculo, cada emoción, cada avance. Todo lo experimentado que nutrió su alma.

Así que como ya su historia no puede ser plasmada de forma auténtica porque se agotó el tiempo un veintiuno de febrero del año 2007, sí puedo honrar su valentía, su coraje, su sabiduría, sus miedos que aunque siempre le hemos conocido como una persona fuerte, en algunas ocasiones insensible, con una buena protección de sus verdaderas debilidades enraizadas a su corazón fruto de las emociones reprimidas de su infancia porque de nada le hubiera servido quejarse, en el fondo había emociones estancadas reprimidas de lo que se esperaba de él y lo que le decían que tenía que hacer y por todo el sufrimiento de sus primeros años que son lo que te marcan en la vida.

Y recordando de nuevo este fatal desenlace, de esa madrugada cuando una llamada del hospital alertaba de una grave noticia que no supimos que se trataba de un fatal desenlace, de su fallecimiento, de su desencarnación, de su vuelta al hogar. Había cumplido su propósito y se fue sin avisar, en silencio.

A partir de ese trágico momento comenzaron los sueños con él que escondían mensajes profundos pero que no intenté interpretar en ningún momento. Me despertaba ausente de la realidad porque siempre tenía que darme unos minutos para centrarme en el presente. No sé cómo pude lograr a los pocos días, subirme al volante de ese todoterreno y conducir, parecía que lo hubiera hecho ya muchas veces y para nada era la chica torpe que dos meses atrás intentaba su padre decirle cómo debía manejar ese mismo coche. Fue un momento mágico y especial porque en muchas ocasiones sentía su acompañamiento, su energía me guiaba y hacía que no tuviera miedo y que lo hiciera confiada y así fue. Estaba conmigo y no hubo un momento de flaqueza aunque sinceramente seguía sin apasionarme conducir un vehículo, prefería los medios de transporte pero sentía que ya le había decepcionado una vez y no quería hacerlo de nuevo. Algo sentía a que fuera así y la más mínima oportunidad de ir con alguien en coche evitando manejar yo el mío me hacía sentir que no era una renuncia, era como la excusa perfecta para que no fuera una decepción, por lo menos me aliviaba tener ese sentimiento.

Y la verdad que dejé de soñar con él en su todoterreno cuando empecé a conducirlo yo misma. Ahora también puedo asegurar que era una señal que me enviaba y agradezco tanto el momento en que la enfermedad paralizó mi vida laboral y me llevó por el camino espiritual de la luz a través de la canalización porque los recuerdos olvidados no paran de llegar a mi mente sobre todo aquellos recuerdos vividos que escondían una señal, un mensaje, una alerta que no supe captar en aquel momento pero que ahora con mi madeja de cordones dorados voy hilando entrelazando cada recuerdo para seguir confiando y disipando cualquier duda que pudiera haber cuando mi ego me quiere vencer, pero reeducarlo es parte de mi misión, sin querer apartar mente de mi alma porque todo tiene que existir.

Y ahora siento su acompañamiento y más fuerte aún escribiendo este capítulo honrando su vida y las vidas anteriores de su alma y la de sus ancestros.

Y quiere cerrar su capítulo él mismo con esta emotiva canalización, mensaje para todos nosotros:

*«La vida de cada personaje es efímera, no es eterna, tiene una duración corta o más larga pero al final tiene fecha de caducidad. Lo eterno es el alma».

Cuando nos morimos, no lo hacemos realmente aunque así lo parezca en el mundo terrenal; nuestra alma vuelve al hogar y agradecemos lo vivido por muy duro que haya sido porque todo es decisión. Entonces es momento de valorar si hemos experimentado todo lo que queríamos experimentar en esa vida que ha terminado. No desaprovechéis momentos dejando que el tiempo pase sin que os deis cuenta, no permitáis que el ego se apodere de la esencia que sois, pues el ego está presente para que no intentéis cambiar nada que le pueda incomodar. Os quiere proteger y pone una barrera entre mente y alma para que no consigáis llegar a vosotros mismos, a vuestra esencia, pero la realidad es que si buscáis siempre dentro de vosotros hallaréis la verdad más auténtica de todo aquello que el alma quiere experimentar y entonces, de una u otra forma, se puede alterar un poco el tiempo en el que pueden ocurrir las cosas, pero al final ocurren, aunque quizás no de la manera más adecuada. Y es así cuando ya se llega forzado a las situaciones y decisiones que se deben alinear con la esencia del alma. Vivir vuestras vidas desde el no apego a nada en concreto, desde la libertad de quienes sois y qué queréis, y aunque es difícil de entender para muchos, vivir desde el no miedo al momento final es un hecho desde que nacemos, es un ciclo de la vida, nacer y morir. No hay más y así es. Entonces, si sabemos que no hay muerte inevitable porque nadie es eterno, ¿por qué no dedicar nuestro tiempo en la tierra a cumplir con aquello con lo que resonamos, a permitiros llegar dentro de vuestro interior y observar qué necesita el alma en esta vida, qué quiere? Verlo como que sois las marionetas de vuestra alma y ella guía con su energía vuestros movimientos y libremente voláis sintiendo que estáis en el camino correcto y todo está como tiene que estar. Tendréis una vida más plena, más abundante, más cómoda porque tendréis la sabiduría ancestral de aquellos que os han precedido y una visión más amplia para aceptar que las lecciones que habéis venido a integrar en vosotros son para vuestro bien porque son aprendizajes necesarios y nutritivos que os harán crecer, expandiros y manteneros conectados a la fuente y a vuestra esencia. Y entonces comprenderéis de qué va esto de la vida y la muerte y entenderéis el verdadero significado que esconde esta conexión hilada y entrelazada a este verdadero misterio que no es otro que morir o volver a nacer porque aquello que creéis que finaliza puede que sea un comienzo.

CAPÍTULO 22:
RECIBIENDO EL PODER ANCESTRAL

Todos tenemos un poder ancestral que nos ha acompañado a lo largo de mucho tiempo, vida tras vida. Ese poder tenemos que descubrirlo y no tenerle miedo. No puede haber temor a saber qué se esconde en nuestro interior, qué raíces llevamos, qué experiencias albergamos y qué energía cubre toda nuestra historia.

Día de conexión íntima, centrada en mí misma y rebosante de todo ese amor que desprendo, que soy y que siento. Es que ya es hora de recibir aquello que estaba pensado para mí, para este momento, sin huir, sin prisas, sin miedo, viviendo una vida en plenitud sin temor a vivir intensamente cada ciclo porque la vida no deja de enseñarme y yo no dejo de aprender de ella si la vivo en profundidad desde mi centro, desde dentro.

El aprendizaje continuo de estas enseñanzas, cuando las observas desde el mensaje que hay oculto dentro de ellas que espera con paciencia que lo descubras, en cada emoción, en cada experiencia, en cada desafío y en cada situación, te aportan un conocimiento divino, potente y entiendes que se debe aceptar todo lo que forma parte de uno mismo, todo lo que debes transitar.

No es difícil de comprender si se mira desde los ojos del alma y cuando permito observar todo desde la mirada interna, reconozco que soy yo misma la que ilumino con mi luz el camino en las noches más oscuras y por ese motivo mi propia luz es la que vence a las sombras. Me doy cuenta de que el poder más grande que tengo es saber quién soy y aprender a vivir con incomodidades es necesario para mi crecimiento.

Y ahí me encuentro dispuesta a recibir lo que estuviera preparado para este momento.

Me preparo para la ocasión, vestida para la ceremonia, un ambiente acogedor me rodeaba, velitas encendidas, incienso de sándalo. Me encanta este olor y me ayuda a elevar mi frecuencia, mi altar honrando a los cuatro elementos: fuego, tierra, aire y agua, luz tenue, cálida y aceite de lavanda en mi piel. Por supuesto, no estoy sola, me acompañan mis maestros y animales de poder, mis guías espirituales y mis queridísimos seres de luz y a través de la invocación chamánica con el sonido de mi tambor me rindo a recibir ese poder necesario en ese instante.

¿No os parece que tiene que ser poderoso?

Os cuento en unas horas todo lo experimentado y vivido en este encuentro de tan elevada frecuencia.

Aún me encuentro regresando a mí de la ceremonia llevada a cabo hace una hora aproximadamente. Es difícil de expresar el estado que se alcanza de conexión con tu pasado, difícil de explicar cómo a través del lenguaje de luz la comunicación fluye sola, sin forzar, sin poner expectativas, sin poner tu mente, todo llega a ti y justo ahí sabes que ya formas parte del todo, que no eres tú sola, que eres mucho más que un cuerpo, que un nombre, que un rostro, eres tanto al mismo tiempo que las memorias se tejen por sí solas formando una cadena de unión, se encuentran entrelazadas y comprendes que no hay final.

Es como si todo circulara en forma de espiral y fuera girando alrededor, se fuera acercando y alejando al mismo tiempo que te encuentras en un punto fijo central observando toda la información, vivencias, memorias, sensaciones… y solo puedes dejarte llevar y seguir observando, empapándote de toda esa energía divina que llega a ti.

Un conocimiento mayor se ha abierto en mí y no estoy sola, nunca lo he estado. He recuperado mi rincón perdido dentro de mí, mi lugar más privilegiado y poderoso, justo en el momento en el que elegí seguir mi luz porque mi propia luz me protegerá ante cualquier oscuridad en mi sendero de vida.

Mis ancestros me dicen que fui el olvido, pero ahora soy y seré el recuerdo y en todo fin existe un comienzo y en todo comienzo existe un fin y siempre será así y todo ese ciclo de la vida y la muerte deja huella, deja lecciones, principios y preparación para las siguientes vidas.

Como ya os conté antes, fui una bruja, chamana, mujer medicina, diosa, sacerdotisa, esclava, madre, esposa, guerrera, ninfa... olvidada, apartada, maltratada, humillada y borrada. Fui perseguida, ahogada, ahorcada y quemada en la hoguera y solo yo misma he podido recordarlas, salvarlas, amarlas y honrarlas. Las memorias internas de mi alma me han mostrado aquello que debía ser rescatado y liberado.

Una llave fue la causante de mis recuerdos olvidados, que han sido silenciados, encerrados y apartados y esa misma llave también me abrió paso a la apertura de mis memorias en la luz manteniendo la oscuridad y así despertar en mí infinitas perspectivas y posibilidades en mi presente, aquí y ahora, para avanzar con los dones más ancestrales que habitan en mí, que cubren mi historia y desvelan los poderes con cada paso en mi camino.

En esa espiral donde todas mis vidas pasadas daban vuelta a mi alrededor entendí que todas ellas en realidad son una sola, somos una sola vida, la de nuestra alma y que el tiempo guarda todas las memorias pasadas, presentes y futuras y al aceptar cómo es en realidad todo aquello que se te muestra es que llegas a entender y consigues integrar en ti esta verdad y ahí es donde te das cuenta de que la vida es un viaje eterno en el tiempo con infinitas experimentaciones. Por eso, cuando morimos, volvemos a renacer de nuevo, es necesario para que nuestra alma se enriquezca, para que nuestra sabiduría sea expandida y al reconocernos y abrazarnos en todos los momentos el universo nos abriga, nos protege.

Descubrirme fue, es y será siempre la mejor decisión que he tomado.

Aquello que la primera generación calla lo lleva en el cuerpo la segunda, los secretos guardados lastiman nuestro linaje debilitando nuestras emociones y causando enfermedades en nosotros. Por eso comprendí que era importante romper con esa cadena desde el amor incondicional y respeto a todo el proceso y ciclos de las vidas de mis ancestros.

Así que a través del fuego liberé todos esos secretos guardados, emociones estancadas, rencores y me dejé fluir aceptando que en vidas pasadas hubo asesinos, violadores, infidelidades, enfermedades, sufrimiento, desgracias, abandonos, desamor…

Tomo conciencia de todo lo que soy y sano esas heridas transmutándolas a través del fuego en luz.

Me libero de todas las cargas pesadas, soy libre y he curado y sanado todo lo que mi linaje ancestral no se ha atrevido a mirar y atender.

Honro mis vidas pasadas, lo que fui, lo que soy y lo que seré. Elimino de maldiciones, hechizos, karmas sobre lo que fui en otras vidas y en esta. Rompo con todo daño arrastrado, todo silencio callado, resentimientos, traumas, temores, miedos que generé y memorias conscientes en este presente.

Conocí el argumento tejido de mi historia, la historia de mi linaje, el silencio de tantas vidas de mi alma. He recuperado mis memorias más profundas y al sentirme en mi refugio interno todo se alinea y se expande en unión a todo lo que soy y es que si se transforma el interior se observa en el exterior, pero es necesario dejarse fluir y no intentar ser aquello que no eres.

El pasado, presente y futuro están más conectados de lo que creemos en el tiempo y está tan cerca que solo con sentirnos podemos encontrarnos en cualquier ciclo de la espiral que nos envuelve porque todo está fusionado y el tiempo no es lineal y con solo esa conexión comienza la magia y se hace real.

CAPÍTULO 23:
EL SECRETO DE LO EXTRAORDINARIO

Más allá de nuestra vida cotidiana normal se esconde un gran misterio, un mundo lleno de sombras y luz que supera los límites de lo racional, ha sido así siempre y algunas noches vienen revueltas, intensas y entonces las entidades oscuras llenan nuestra habitación de forma inexplicable y posesiva.

Noche intensa la de ayer. Cuando me acosté mi intuición me decía que me enraizara y pidiera protección a mis maestros, animales de poder y a mis guías y seres de luz. Sin cuestionarlo y tampoco intentar pedir explicaciones lo hice solo para mí, pues era yo siempre quien más sufría las consecuencias de las densidades al ser más hipersensible a estas energías, pero como muchas veces suelo tener esta intuición de protección no le di importancia alguna.

Al despertar al día siguiente tenía un fuerte dolor de garganta y apenas pude desayunar por el dolor tan inmenso que sentía y no entendía por qué razón podía estar tan irritada y sensible ya que incluso el beber agua me causaba una quemazón increíble. Entonces pensé que había cogido frío y por eso estaba así. Me miré la garganta en un espejo y estaba de un color rojo intenso como el fuego, hasta la mitad de la lengua estaba muy roja.

Mi marido aún estaba durmiendo y hasta una hora después cuando despertó no supe de la experiencia que había tenido durante la noche y que estaba relacionada también con el dolor tan inmenso que yo estaba sintiendo en mi garganta.

Sobre las dos y media de la mañana, mi marido despertó ahogado, sin poder respirar y pudo observar muy conscientemente en la penumbra de nuestra habitación como una columna de humo negro con un rostro poco definido estaba penetrando por su boca e intentando bajar por su garganta, lo que le causaba una asfixia brutal.

Lejos de inquietarse y con su templanza poderosa que tiene, pues es una persona con una capacidad muy fuerte para observar, analizar y comprender en décimas de segundo, hizo frente a esa situación desconocida y oscura que sin duda era una densidad amenazante. Empezó a soplar con gran impulso para expulsar todo ese humo de su boca al mismo tiempo que observaba con sus propios ojos como ese humo se iba elevando al salir expulsado de su boca y se fusionaba con otras dos columnas de humo que estaban sosteniendo ese momento y entrelazadas se fusionaron formando una sola columna que se disipaba y se disolvía en el aire.

Minutos más tarde sintió como le acariciaban dulcemente su mano como símbolo de amor y quietud. Sin duda estaba protegido y los seres de luz han querido confirmarle que todo estaba bien.

En ese momento entrelacé ambas situaciones y es que mi dolor de garganta con la experiencia densa de mi marido durante la noche tenía una fuerte conexión. Ese humo que intentó introducirse a través de su garganta y que logró expulsar dejó la marca en la mía y de ahí la sensación tan irritante que yo estaba sintiendo. Era como la marca de algo que había rondado nuestra habitación y que quería tener presencia en mi marido y dejar la emoción en mi cuerpo.

Justo nos estábamos preparando para salir a disfrutar del aire fresco de la mañana cuando de forma inesperada se cayó mi amuleto de mi garganta al querer enganchar la cadena y se desprendió el símbolo de la mano de Fátima que estaba pegada sobre una base de plata.

Este colgante lo había amuletado para protección y sin duda ya había cumplido su función.

Minutos más tarde ya no me dolía mi garganta, no sentía nada de nada…

Por la tarde tenía clase práctica de chamanismo ancestral con mi tribu chamánica y de nuevo la magia llegó a mi vida.

Mi marido me había comentado antes de empezar la clase que mencionara la experiencia para que las chamanas guía y todo el equipo de expertas y grandes profesionales pudieran revisar la situación, pero le dije que quizás en otro momento porque la clase de ese día se centraba en otros temas.

Pero la verdad que la alquimia y la energía tan potente que se respira durante la práctica hizo que al iniciar la ronda de dudas y preguntas tras una invocación de enraizamiento bellísima e intensa se activó en la pantalla de mi ordenador y por sí solo el símbolo de mano levantada para hacer preguntas, sin que yo tocara ni siquiera mi teclado. Además, me pilló desprevenida, de hecho ni lo había visto y cuando escuché que me daban la palabra para hablar, era la primera persona que empezaba la ronda de preguntas, me quedé muy extrañada al mirar mi ordenador y ver que efectivamente el símbolo de mano alzada estaba junto a mi imagen. Yo no había sido y no podía haber sido puesto que tenía las manos apartadas de mi ordenador y además estaba distraída mirando cosas en mi escritorio y cuando expliqué lo sucedido mi chamana guía me confirmó que había sido la diosa Dana que dirigía el espacio ese día, quien había activado mi mano alzada por mí porque había algo para contar y por ese motivo me daba voz.

¿Realmente no es asombroso?

No quería contarlo ese día porque me parecía que no encajaba con el tema de la clase y en realidad tenía más importancia de lo que creía. Debía de contar la experiencia experimentada con el humo negro.

¿Y sabéis por qué?

Era de importancia vital contarlo para que me ayudaran con los trabajos energéticos que necesitaba, pues era algo más complejo que requería atención inmediata y así fue como dos personas del equipo de chamanas que nos acompañan en cada encuentro grupal se retiraron juntas para hacerme un trabajo energético de limpieza de aura y corte de lazos karmáticos y han sido vehículos de amor y luz en ese momento presente de la clase para mí además de trabajar también con la energía de mi marido. Lo vivido en el día de ayer requería atención.

Mientras recibía la limpieza energética que necesitaba, tuve que permanecer con los ojos cerrados para permitir impregnarme de ese trabajo y vibrar en la misma sintonía.

En ese silencio, desconectada de la práctica grupal y conectada conmigo misma canalicé que mi dolor de garganta y la irritación de color tan rojo que tenía había sido como causa de haber sentido el olor del humo negro que no penetró en mí porque estaba muy protegida, pero sí fue lo suficiente intenso para dejarme huella de su intento y hacerme esa inflamación en la pared de mi garganta.

¿Y no acaba ahí la situación, hubo deberes que hacer?

Pues sí, había unas tareas pendientes. Tras esta experiencia vivida y tras la limpieza energética que habíamos recibido mi marido y yo, tuve que seguir protegiéndonos a ambos con una oración de energías limitantes para alejar cualquier energía densa que quisiera acercarse a nosotros y si quería podía hacer otro amuleto de protección, pues ese ya había cumplido su misión.

Como en todos los procesos de limpieza nos aportaría un gran enraizamiento y empoderamiento divino.

Realmente estábamos muy acostumbrados a que nos visitaran de vez en cuando seres queridos fallecidos o entidades perdidas en busca del camino de regreso al hogar, y también entre nosotros dos había una sincronicidad con todo lo que sucedía, pues siempre cada uno vivía la misma experiencia al unísono y de forma diferente y complementaria.

Días más tarde, tuve un sueño consciente mezclado con parálisis del sueño. Estaba ya amaneciendo y estaba soñando consciente de lo que estaba pasando a mi alrededor. De repente, sentí a mi marido acercarse a mí como lo suele hacer cuando quiere mimitos, y cuando noté su presencia más cerca ya de mí, aunque no lograba despertar por completo y abrir mis ojos, cuando ya lo sentí a mi lado le toqué las orejas y eran unas orejas alargadas. De repente, unos labios me besaron con una lengua como de serpiente que pude sentir intensamente, y ahí fue que pensé que no era mi marido; me parecía como un ser de otro planeta o algo parecido a un demonio.

Quise moverme y despertar, pero me sentí atrapada, inmóvil y bloqueada; no podía ni abrir mis ojos ni mover mis brazos por la parálisis del sueño que empezó justo en ese instante. Además, era como si ese ser tuviera una gran habilidad para haber tejido una tela de araña que me mantenía atrapada mientras existía esa conexión inexplicable entre los dos que no lograba identificar. No intentaba luchar contra él, más bien alejarlo de mí, y ahí me di cuenta de que no tenía miedo, y creo que él también notó ese sentimiento. Fue cuando pude moverme y todo ante mí se disipó sin dejar huella ni tampoco una ansiedad o miedo; era como si no hubiera pasado nada.

Mi corazón estaba tranquilo en su latir y justo en ese momento escuché la respiración y los ronquidos de mi marido durmiendo al otro lado de la cama, pues nuestra cama es enorme y por ese motivo pude experimentar el acercamiento sigiloso de ese ser durante unos segundos y hasta el movimiento de la cama que hace una persona cuando se mueve en la cama.

Pudo haber sido una experiencia inquietante, pero lejos de sentirme asustada, mi mente estaba muy abierta y curiosa de saber qué era lo que había pasado en tan solo unos minutos. Me sentí agradecida por no haberme puesto nerviosa como la última vez que tuve una parálisis del sueño, y eso de alguna manera quería decir que ya estaba más despierta para hacer frente a lo desconocido, a sentir la aventura de lo invisible sin temores. Me sentí una mujer decidida y dispuesta a enfrentar lo que venga porque tengo muchos recursos para cualquier situación. Me dejé guiar por mi intuición que me decía que estaba preparada para enfrentar problemas sin huir, y entendí que llevados a mi presente, en mi vida real estaba muy fuerte para manejar cualquier circunstancia.

Sí, son experimentaciones poco inusuales o más bien inexplicables para muchas personas que son escépticas a este tipo de seres y fenómenos y que incluso aún no creyendo en ellas sienten mucho miedo de investigar este tipo de situaciones y les intranquiliza conocer que puede haber algo más que no logramos alcanzar a observar.

Nosotros siempre intentamos buscar las respuestas y canalizar los mensajes que llegan a nuestras vidas y ayudar en todo lo que podamos, y es algo muy integrado en nuestro día a día: las luces parpadeantes, señales que nos llegan que tenemos la habilidad de captarlas de forma inmediata, seres de luz que nos acompañan y podemos sentir su energía cerca de nosotros, escalofríos que dejan nuestra piel de gallina a pesar de hacer calor y que ya sabemos que es muestra de que está la energía espiritual de un ser querido a nuestro lado y su presencia hace que nos deje esta energía fría en nuestra piel, sueños vívidos, llenos de mensajes o sentimientos, la sensación intensa de ser observado, símbolos, voces, olores, sabores sin estar comiendo, ruidos que no son los típicos de una casa o incluso apariciones en forma de sombras, luces que podemos observar de reojo o verlas enfrente nuestro.

Y aunque pueda parecer que no tiene una explicación lógica este tipo de fenómenos y situaciones, para nosotros es algo más; no estamos solos y vibramos en otra sintonía más elevada al abrir las puertas a la divinidad que nos rodea, al mundo de luz donde lo invisible se hace visible, donde podemos ver a través de ese velo oculto y permitimos que así sea desde el amor, la confianza y la fe.

Y es que el tener esta filosofía de vida que hemos creado conscientemente nos hace no estar alejados de nuestro presente y estar más conectados a nuestro ser, donde no permitimos que el miedo y las ansiedades habiten en nosotros por mucho tiempo.

Al final somos humanos y tenemos nuestras debilidades, pero tenemos anclado en nuestro aquí y ahora la paz del corazón, la quietud de la vida porque nos lo brinda el silencio interior donde nos refugiamos cuando tenemos esos momentos de fragilidad, sabiendo que ese tipo de temor es más adictivo de lo que creemos. Se adueña de nosotros si no sabemos combatirlo y detectarlo para liberarlo antes de que pueda atraparnos para su confort; entonces es ahí en ese punto donde se vuelve poderoso, dominante y hasta peligroso.

Nosotros aceptamos nuestra realidad, nuestros errores, aceptamos las experiencias intensas, convivimos con las sombras y la luz y aprendemos de cada vivencia, y este razonamiento nos hace tener integrada nuestra propia autorreflexión dedicando tiempo a una meditación consciente que incluimos en nuestro camino, siguiendo la toma de decisiones desde nuestra intuición, sin ponerle mente y desde el aprendizaje constructivo donde le damos protagonismo a las emociones que nos albergan realizando una revisión interna y consciente de nuestras acciones con el propósito de identificar puntos profundos que nos hagan seguir evolucionando con nuestras experiencias pasadas.

Y ahí vuelve a estar la magia presente, el secreto que se esconde tras las lecciones ocultas que solo aquellas personas que siguen más allá de sus pensamientos son conocedoras de cómo esas emociones que permitimos anclarse en nuestro interior influyen en nuestra realidad y nuestra vida.

Lo verdaderamente extraordinario es vivir conscientemente el presente sin ser esclavo de un pasado y tampoco de un futuro, y más aún cuando el tiempo es lineal y en realidad todo ya ha pasado. Nuestro futuro ya ha pasado y lo que creemos que es nuestro presente ya forma parte también de un pasado.

Las personas que me conocen a veces me preguntan si estoy desconectada de la realidad de mi vida y estoy centrada únicamente en la meditación y solo vivo en el mundo de las prácticas espirituales. Dejadme aclarar que soy una persona normal donde he creado mi propia filosofía de vida a raíz de un golpe profundo donde una enfermedad paralizó mi cuerpo y me vi obligada a apartarme de mi vida laboral y social.

Para nada es rara mi vida, la espiritualidad me ha dado el impulso que llevaba dentro de mí desde adolescente y que siempre había rechazado y negado por desconocimiento y miedo. Es una forma de vivir con consciencia, de una manera muy intensa y permitiendo conocerme a mí misma por medio de la conexión con mi esencia más pura y verdadera, y es que vivir una vida espiritual es muy fácil y sencilla al mismo tiempo.

Es dejarme sentir conectada con la naturaleza que me rodea porque sé que soy parte de ella, no hay diferencia alguna, y vivir mi vida plenamente unida a quien realmente soy porque solo así me acerco a mi verdad.

Entonces digamos que es una forma de vida donde la lógica y la integridad que llevamos dentro se mezclan al unísono con la aceptación, el respeto y el amor hacia nosotros mismos y todo lo que nos rodea. La energía que te envuelve y que permites que así sea está llena de luz y es tan necesaria para combatir los momentos de sombra, entendiendo como siempre os digo que la oscuridad debe de existir para que haya luz y podamos transmutar todo aquello que deba ser soltado.

Para nada considero que mi marido y yo somos unos «bichos raros», somos seres que han despertado la consciencia y sabemos que hay algo más, hay una historia muy profunda y oculta esperando que la iluminemos para guiarnos hacia la verdad más allá de lo superficial, guiarnos a la sabiduría más ancestral de nuestra alma y nos ayuda a recordar nuestro origen. Y ese es el secreto de lo extraordinario, saber que existe una historia en las vidas de nuestro pasado y que tenemos la oportunidad de convivir con una sanación alternativa a la medicina convencional.

Y es que este despertar no significa que ya eres inmensamente feliz y tienes cero problemas; al contrario, el despertar de la conciencia es un viaje lleno de desafíos, de altibajos. Es un camino a recorrer único para cada uno, por el que avanzamos con confianza porque nos hace ver que hemos sido prisioneros de nosotros mismos, de la rutina de nuestro día a día, de nuestros pensamientos, de los pensamientos de la gente que nos rodea, del pensamiento del qué dirán, de nuestras creencias limitantes que nos ha impuesto la sociedad desde que éramos niños. Entonces, en ese momento tan importante en el que comenzamos a indagar, abrimos la puerta de la comprensión a ver más allá de lo tangible y sutil al conectarnos con una verdad profunda sobre quiénes somos y sobre el mundo en el que vivimos, nuestro exterior al que le hemos dado demasiado protagonismo.

Entonces, es extraordinario cómo cuando empiezas a conectar con tu silencio no necesitamos realmente ojos para ver porque todo está en nuestro interior. Podríamos vendar nuestros ojos que seguiríamos sintiendo lo mismo porque lo de fuera no tiene relevancia alguna. Importante es creer en esta filosofía de vida, en este estilo único para poder experimentarla porque, de lo contrario, no tendría sentido, porque nuestro ser superior sería inalcanzable y no podríamos conocer cuál es el propósito de nuestra vida aquí en la Tierra, qué hemos venido a experimentar para el crecimiento de nuestra alma.

Sentir esta conexión con nuestra alma y nuestro ser superior nos eleva la conciencia y encontramos las respuestas en nuestro silencio. Esta conexión tan profunda con la fuente universal nos deja una sensación de paz, de confianza y de amor, y nos hace que podamos aceptar y convivir con las alegrías y las penas, la calma y el sufrimiento, entendiendo que es maravilloso vivirlo intensamente y sentirlo. Y no, no es caótico aceptar el sufrimiento, el dolor, las angustias, los temores, entendiendo que conviven para darnos fuerza, progreso y evolución.

Hemos venido a la Tierra a experimentar, cada uno lo que haya pactado antes de encarnar, y no llegará a ti nada que no hayamos fijado en nuestro plan de vida. Aceptarlo nos hace tener una sabiduría interior potente para comprender los ciclos de la vida y la muerte y abarcar con gran entendimiento nuestros procesos internos para que sean más auténticos, y de ahí se trata la vida, de vivirla con autenticidad. Al abrir la puerta interior, sintonizamos con el latido de todo lo que nos rodea con expansión, dejando que el corazón sea el que vea y sienta.

Solamente siendo es que nuestra energía se completa en cada momento y nos lleva a recibir cada regalo que nos trae la vida con total plenitud, llenando nuestra alma. Es ahí donde olvidamos nuestras resistencias porque reconocemos en nosotros lo que nos limita para reconocer lo que verdaderamente somos.

CAPÍTULO 24:
LA DANZA DE MI LUZ

Ayer fue un día muy lluvioso y la verdad que el sonido de la lluvia me invitó a conectarme con mis guías y, además, realizar un viaje chamánico al mundo de arriba porque necesitaba encontrar respuestas a las dudas que tenía sobre mi propio proceso de sanación, pues mi intuición me decía que aún me faltaba un paso más que integrar.

En mi viaje a encontrar esa respuesta me recibió María Magdalena y, sinceramente, me alegró mucho que fuera ella porque su energía sanadora es muy potente.

Su mensaje fue claro y conciso: mi potencial sanador debía desarrollarse mucho más y la expansión que necesitaba la encontraría en mi propio movimiento corporal.

A través de mi movimiento liberaría y sanaría bloqueos importantes porque la conexión que fluiría por mi cuerpo sería elevada y la energía, al expandirse a través de mis chakras en movimiento, se expandiría hacia fuera y hacia dentro, moviendo todo mi cuerpo y cada vez se iría extendiendo más y más porque utilizaría mi cuerpo como arma de conexión y mi energía como medicina para sanar. Y no solo sería válido para mí, sino también para la práctica de sanación energética para otras personas.

Ejercicios corporales de danza era aquello que necesitaba para desbloquear mis bloqueos emocionales y físicos, no solo de mi vida, sino también y principalmente de mis ancestros y de otras vidas. Y así, en esta forma de expresión que mi cuerpo estaba demandando, es que sanaría por dentro.

El efecto no tardaría en notarse y brillaría mi luz más allá de mi espacio, sanaría y recuperaría mis dones a través de mis avances porque la energía que emanaría mi cuerpo a través del movimiento sería mágica y potente, porque era mi propia luz expandiéndose y eso me empoderaría porque reconectaría conmigo misma, honraría mi historia y sanaría con intención.

Lo que faltaba en mí era fusionar intensamente aún más la canalización y el chamanismo; esas eran las piezas que faltaban para completar mi puzle y seguir avanzando en mi camino, pero hacerlo combinando la música y la danza iba a ser no solo milagroso y mágico, sino que tremendamente sanador. Y así estaba mi camino trazado, por el que estoy caminando con valentía y fuerza.

Me abrí a realizar sanaciones en el mundo de arriba y en el mundo de abajo a través del movimiento de mis manos y comencé también a danzar en mis invocaciones, invocando a los cinco elementos, danzando para ellos, a los elementales, seres de la naturaleza, a los animales y maestros de poder, al enraizamiento, a todo, porque yo formo parte de ese todo y ese todo forma parte de mí. Y a través del movimiento libre de mi cuerpo, en conexión con cielo y tierra, renacería mi poder divino femenino, un viaje de autosanación y descubrimiento hacia lo más profundo de mí misma y de mi verdad.

Yo soy la luz que alumbra mi soledad, yo soy la luz que ilumina mi despertar, yo soy la luz que da vida a mi renacer, yo soy la luz que aviva mi fuego interior, simplemente yo soy luz.

Canalicé unos cuantos movimientos para la sanación como unos códigos de luz y circulación de energía divina, patrones específicos para integrar en mí y que fusionan la conexión con los planos superiores y los canales energéticos de mi cuerpo a través de mis chakras, al mismo tiempo que fluye toda la energía sagrada y se alinea con el propósito y la intención de la armonización del cuerpo, mente y espíritu.

María Magdalena no solo me dio esta respuesta, sino que también me inspiró para seguirla, ser una sacerdotisa suya y sacar la diosa que llevo dentro, y así conectar con mi amor infinito y mi poder para alcanzar mi más auténtica transformación de quién soy.

Me invita a que la invoque siempre en mi camino hacia la expansión del despertar de mi propia autosanación porque esa era otra de mis misiones a cumplir ahora.

Un viaje hacia mi interior en varias etapas, todo un proceso de sanación y transformación que comienza desde la plena aceptación del momento presente, desde mi reconocimiento de dónde estoy y hacia dónde voy... un trabajo de liberación de creencias, hábitos, costumbres, bloqueos que no me permitían ver más allá ni tampoco avanzar, que me estancaban y no lograba ver con conciencia y afectaba al desarrollo de mi transformación.

Entonces, las etapas que debía de seguir eran: aceptación, reconexión y renacimiento. Mi viaje finalizará con mi ser más auténtico, un ser que comprende y acepta, y a partir de ahí entregaré y sanaré mi historia, el diario de mi vida y de otras vidas, porque me entregaré en cuerpo y alma a mi propósito, sin resistencias al comprender que simplemente SOY y que SER es lo más auténtico que pueda tener en mi vida terrenal.

A través de la música, el canto de mantras y el baile abriría, soltaría y expandiría mi corazón para reconectar con la mujer ancestral que soy y con mi sabiduría interior. Ritual poderoso para transmutar y transformar mi interior porque mi SER es eterno y mi energía muy potente.

Danzar para vaciarme por completo de la oscuridad interior y dejar espacio a mi luz. Mover mi cuerpo dejando que los movimientos sean libres, sin forzar, sin pensar, solo sintiendo el deseo de hacerlo y de la manera natural que llegue para cada momento, porque en mi templo sagrado interior está encendido el fuego que quema cualquier emoción atrapada y todo lo que me impide seguir avanzando, desde mi libertad, y me abro a permitir que así suceda.

Y aquí y hoy una vieja danza ancestral regresa a mí desde el origen, presencia pura que es canal de conexión con lo sutil, con lo invisible, con el poder interior.

*Entonces, conectar con mi movimiento es regresar a una parte de mí que no recuerdo, pero cuya energía está presente y, a través de danzar a los cinco elementos, mis recuerdos van a florecer y se expandirán, dejando unas memorias sagradas. Con el fuego experimentaré la fuerza que me guiará a mis memorias, transmutando en luz cualquier oscuridad latente; con el agua purificaré mi alma y mi equilibrio para seguir recordando; a través del aire recibiré la claridad mental que necesito y liberaré creencias limitantes que bloquean mis recuerdos para elevarlos y traerlos a mi consciencia; con la tierra recibiré la estabilidad que necesito para avanzar con firmeza y seguridad por lo desconocido, y por medio del éter me elevaré a un plano superior a través de mi canal de energía divina para llegar a la parte más presente, pero también más desconocida. Y entonces, ahí es donde mi poder cobrará más presencia y más valor, al aceptar que la oscuridad tiene que existir cuando exploras todo aquello invisible y misterioso.

Y justo unos minutos antes de la clase de hoy con mi tribu chamánica, recibí el mensaje ritualizado que cada mes nuestra maestra nos hace llegar, y el arcángel Miguel, que siempre me acompaña desde un inicio, fue el que me lo ha hecho llegar con las palabras adecuadas para ese momento, que reforzaban la respuesta que me había llegado a través de María Magdalena.

Os va a sorprender cómo de hilado está todo y, de nuevo, estaba fascinada con tanta sincronicidad.

El arcángel Miguel me aconsejaba bailar con mis sombras y aprender de ellas para transmutarlas a luz, para que esa chispa de luz divina sea mi guía hacia mi yo más auténtica.

Sinceramente, me rodea la magia porque puedo apreciarla en todo lo que existe en mí, en todo lo que me rodea, y no puedo dejar de sentir tanta conexión cada vez más intensa con aquello que de momento solo puedo percibir que está ahí, que me acompaña y que, a través de mi intuición y de las señales, sé que continúo en el camino correcto porque cuando se empieza a sentir más y a conectar tan profundamente, aunque a veces no se entienda, uno sabe que está en su despertar y cuando eso sucede es porque algo está vibrando y sigue y sigue vibrando con tu alma y es ahí cuando te das cuenta de que la magia es de verdad porque la energía es diferente y entonces empiezas a confiar en aquello que no ves con tus propios ojos, pero que sabes que está más allá de lo que tu vista logra alcanzar a ver.

Con la práctica de chamanismo estoy aprendiendo a caminar mi camino, que es único, verdadero y diferente para cada uno, un camino de la liberación del alma, desde la compasión a mí misma y que también se hace extensible a todo lo que me rodea.

La energía de la compasión me enseña a convivir con la luz y las densidades en armonía, en centro, y desde allí siento que lo denso realmente no se siente tan denso, sino que la podemos recibir en nuestras vidas con la intención de que nos lleven a nuevas aperturas internas, comienzos interesantes y expansiones sublimes... y realmente el cómo nos situamos en nuestro camino de vida define cómo vivimos nuestros procesos, su desarrollo y lo que podemos llegar a percibir, comprender y cosechar de lo que estamos viviendo en presencia, en el aquí y ahora.

CAPÍTULO 25:
LA ENERGÍA DEL MOVIMIENTO EN MÍ

Mis días se fueron sucediendo como si estuvieran siguiendo un patrón, un esquema programado, una trayectoria registrada y estaba cumpliendo a la perfección la trazabilidad marcada en mi camino.

Uno de los primeros pasos era integrar la diosa de la danza en mí y despertar ese instinto, esa magia, y la verdad que todo salió rodado porque me fueron llegando señales, imágenes, información… de cómo debía llevarlo a la práctica y mi cuerpo empezó a sentir ese deseo tan intensamente que me arrastraba una y otra vez a sentirlo integrado en mí y no solo a imaginarlo, pues sabía que aún quedaban hilos invisibles escondidos que pedían ser atendidos, amados y liberados.

Así fue que también sentí la llamada a la confianza de estar preparada para desafiarme una vez atravesado el umbral que da paso al encuentro con la danza de la vida y para refugiarme de nuevo en mi templo interno, pero esta vez incluyendo el baile y el movimiento de mi cuerpo.

Estaba lista para comenzar a recordar avivando el fuego de mi sabiduría.

Estaba lista para que mi cuerpo se entrelazara con mi alma para guiarme de vuelta a mí, a mis vidas pasadas, a quién soy realmente.

Estaba lista para abrir paso al camino de la historia de mi alma, donde lo que fui estaba vivo y donde lo que callé, lo que no solté, sería liberado y la única forma de hacerlo era moviendo mi energía, activando mi conciencia y despertando mis vidas.

Estaba lista para que alma, cuerpo y espíritu tejieran mi camino.

Estaba lista para percibir, para sentir, para conectarme con mensajes, emociones, intuiciones, la biblioteca universal de mi vida y ver más allá de lo invisible, de lo sutil.

Entonces recibí en una canalización la llave que me llevaría de regreso a mí, la que abrirá las puertas de mi templo a mi linaje, a mis heridas, al acuerdo sagrado pactado antes de nacer, a mi evolución, a la transformación.

No se trataba solo de moverme al ritmo de la música, era algo mucho más divino: era habitarme y expandirme donde solo yo podía entrar, solo yo tenía esa llave para sentir mi cuerpo como un lugar seguro para poder mirarme con amor y, por fin, escuchar lo que mi alma anhelaba experimentar para estar más unidas que nunca.

La danza me dio un propósito, otra forma diferente para expandir mi luz, me llevó a una práctica diferente porque mi alma sabia sabe que mi pasión es el baile y, a través de él, siempre he podido conectar conmigo, aunque antes lo sentía de manera diferente y no descifraba el mensaje completo porque ignoraba mi voz interior.

Cuando mi hijo era pequeño, bailaba en casa mientras hacía las tareas cotidianas e incluso estuve en una escuela de baile de salón durante casi dos años. También recuerdo que quería irme de bailarina para una orquesta con la que ya había contactado, pero mi padre, con sus sabias palabras, me dio su opinión sin exigirme que tomara una decisión de acuerdo a lo que él pensaba. El baile siempre había sido mi pasión y mi desahogo. Cualquier emoción que tuviera en el cuerpo era motivo para bailar. Y ahora, recordando algunas de las circunstancias vividas hace años, danzar a mi estilo, libremente, siempre había sido mi salvación, mi refugio para regresar siempre a mí.

Fueron pasando los días y empecé a integrar con mayor intensidad esta práctica como forma habitual de presencia en mis meditaciones y conexiones con otros planos, y descubrí que bailar era y es mi propia medicina, una forma de alimentar mi cuerpo de forma natural, fusionando y permitiendo que mi propia energía se expandiese por mi cuerpo a través del movimiento, del anclaje con la Madre Tierra, de la conexión con el universo; era más que un lenguaje de luz y acción, era una elevación de vibración celestial, milagrosa, sagrada y una cura maravillosa, pues no solo me ayuda a sanar, a crear, a vivir con sentido, a sentirme una y otra vez, a moverme desde mi autenticidad, desde mi verdad, sino que también me regalo un rato solo para mí, a solas conmigo misma, con mi silencio, donde soy mi yo más puro y verdadero, donde solo y únicamente yo puedo sentir y abrazar ese momento.

Cuando danzo, algo profundo, inmenso y mágico despierta mis memorias más ancestrales, mis recuerdos y mi alma se expanden agradecida. Sigo al ritmo que mi cuerpo sienta y permito que sea él mismo el que se exprese con total libertad, no juzgo, no pongo mente, solo me dejo llevar, me dejo fluir por esa sensación tan armoniosa que mi corazón experimenta.

Me siento en mi refugio, en mi conexión, en mi rincón, armonizo mis chakras y, al alinearlos, puedo conectar más intensamente con mi esencia, con quién soy y, a través del baile, del movimiento conectado con toda la naturaleza que me rodea, es que libero las memorias almacenadas y estancadas, bloqueos, miedos, incertidumbres, cargas que no me corresponden, culpas, creencias limitantes, traumas y karmas de vidas pasadas, de mis ancestros, de mi vida presente.

Y aunque todo parece removerse, no es que esté viviendo un caos, no es eso, es la señal de que estoy cerrando un ciclo, dejando ir y soltando con mucho amor y a través del movimiento de mi cuerpo. No me siento que me esté perdiendo, al contrario, me estoy encontrando.

La vibración de la energía de mi propio cuerpo me sostiene y, aunque duela, el crecimiento que me deja vuelve a ser magia. Y me siento feliz de no rendirme jamás, a pesar de que a veces sería lo más fácil, y me honro por seguir adelante aunque sienta dolor, porque lo que más siento es la felicidad de no haberme traicionado y estar siendo fiel a mi verdad.

Creo mi propia danza en conexión con la práctica chamánica y la canalización, fusiono este lenguaje único que es mío y dejo que me eleve, que sea. Esa fusión hace que el movimiento sea tan natural, tan mágico, tan divino que mi vibración se eleva, se eleva y entonces soy solo yo.

Libero la energía densa que pueda estar en mí y permito que se transmute al ritmo de mi danza y ayudada por el fuego poderoso de la llama violeta y el acompañamiento de todos mis seres de luz.

Permito que así sea y la sanación se hace cada vez más profunda en mi interior, expulsando toxicidad desde el amor, la luz y la paz al compás de la música y la danza.

Me permito ser porque pongo mi movimiento al servicio de la luz y del universo, abrazando lágrimas, dolores, oscuridades, emociones y agradeciendo lo vivido, lo transitado, lo experimentado y finalmente honrando lo que fui, lo que soy y lo que seré. Agradezco y dejo ir aquello que se deba de alejar.

A través de la invocación y armonización, invito a mis seres de luz y seres queridos a danzar conmigo, a recibir sus mensajes al mismo tiempo que mi cuerpo se mueve y a entender ese lenguaje sutil a través de estos códigos divinos antiguos, ancestrales, donde el cuerpo y alma están unidos y entrelazados convirtiendo mi camino espiritual en un viaje de elevación de energía donde también permito recibir la energía de mis ancestros, despertando sus memorias, de mis animales de poder, de todos aquellos seres de luz que en ese momento me estén acompañando y así, bailando, conecto de una manera única, más real, más auténtica, porque cada movimiento, cada paso, cada vuelta sobre mí misma se convierte en una expansión de mi ser, descubriendo mi ritmo interno oculto en mí al unísono, donde solo mi cuerpo conoce el camino y donde solo mi alma puede ayudarme a despertar la diosa que llevo dentro y me ayuda a protegerme como si de una piedra sagrada se tratara, equilibrando mis emociones a la vez que mi energía se estimula promoviendo mi paz mental.

Genero mi propio escudo protector, liberando bloqueos emocionales y enfrentándome a las sombras internas para sanar y limpiar, sintiendo cómo mi renovación va convirtiendo el ambiente de todo lo que me rodea en un espacio purificado de paz y calma, limpiando mi aura y elevando mi conciencia.

Y es que es tan mágico, tan milagroso que solo el haberme abierto a algo que aún no sabía cómo me haría sentir era hacer crecer aún con mayor fuerza mi confianza y mi fe en el proceso donde sigo siendo mi prioridad.

Así fue cómo abrí paso a este nuevo portal a través de la danza, donde la luz y la oscuridad bailan el mismo ritmo sin alejarme del amor, de la paz de mi corazón que me brinda la conexión de mi alma en mi silencio. Una nueva herramienta donde la libertad de ser me conecta con mi plenitud y me hace auténtica, donde no hay prisas, donde puedo sostenerme a mí misma desde el amor y la aceptación, creando mi propio lenguaje de sanación, de poder, de transformación para encender mi fuego interno donde poder transmutar mis emociones y así, habitando mi propio cuerpo, soy dueña de mi existencia al rendirme a lo divino y sagrado, y este camino también me enseña una verdad al despertar la energía guardada de mi historia no contada.

Las puertas de mi templo ya estaban abiertas para seguir transformando mi realidad, recordando la magia que habita en mi interior y conectando con mi más alta frecuencia para regresar a mi verdad, porque en este proceso solo existo yo desde la libertad, desde la creencia, desde mi más poderosa conexión.

Y cuando pensaba que poco más quedaba por experimentar, mi vida se convirtió en el principio de un nuevo y apasionante ciclo donde mi brújula interna me fue guiando sabiamente por el inicio del camino de la danza y de nuevo inmersa en un mundo donde empecé a experimentar nuevas emociones, nuevas sensaciones, nueva expansión, donde mi alma iba despertando el fuego de mi interior y elevando mi frecuencia para conectarme con la divinidad.

Poco a poco empecé a crear mi propio diccionario de códigos sagrados a través de los pasos de mi propia danza, fui tejiendo una estructura de flujo continuo de luz enraizada a la naturaleza y al universo, donde puedo expresar quién soy sin temor, donde doy paso a mi divinidad anclada en mi corazón, donde permito que mi energía se mueva, me sostenga, me llene a través de mis mantras, invocaciones, oraciones. Voy moviendo esta energía y dejando que todo mi ser se expanda y se expanda armoniosamente para seguir recordándome en cada ritmo que la vida se comunica conmigo constantemente a través de la magia de esta danza, a través del movimiento de mi cuerpo y que las señales que recibo son profundas y reveladoras.

Sigo danzando sin complejos, a la luz de la luna, a la luz de los rayos del sol, del agua, del viento, descifrando señales, mensajes, calentando mi cuerpo, mi mente, mi corazón a través de una hoguera, acompañada de rituales, de velas, de inciensos, de piedras naturales, acompañada de mi energía vibrando en constante unión con Madre Tierra, sin temores, sin miedos, invocando a todas las mujeres que fui, que soy, doncellas, brujas, magas, sacerdotisas, chamanas, guerreras, esclavas, hechiceras y alzando sus poderes a cada paso, en cada dirección, para unir y tejer el nudo de todas las energías fusionadas en una sola vibración, en un solo y único don. Y en ese hilo están unidas todas esas vidas conectadas con sus historias y las puedo mirar y ordenar, expresando y permitiendo ir las limitaciones y dando lugar a la sanación, fortaleciendo todos los vínculos unidos que son observados desde los ojos del alma.

Qué potente y qué enriquecedor es sentir el baile de la luz sanando a través de la oscuridad, formando un puente de transformación, de transmutación para volver a mí, para despertar a la mujer medicina, a la mujer sabia que soy, siendo guiada amorosamente para comprender y abrazar el libro escrito de mi alma, pues todo está ya escrito y solo es recordar.

Estoy transitando procesos muy profundos de mi alma, con etapas de liberación que tocan capas muy sutiles y muy antiguas. Lo vivo en presencia con un corazón valiente y abierto y, lejos de romperme, voy despertando más y más, como si mi visión y mi percepción se fueran transformando con mayor magnitud, alcanzando planos superiores solo alcanzables para aquellos intrépidos que se atreven a observar más allá de lo evidente.

Y así fue que a través de la danza, mientras mi cuerpo iba realizando movimientos libres y naturales, iban llegando a mí susurros de pequeños detalles que revelaban grandes secretos: «ya llegan», «están por venir»… y entonces la danza me abrió un nuevo portal ante mí donde alguien regresaba de muy lejos, de hace centenares de años, para seguir recordándome quién soy.

¿Queréis saber quiénes están a punto de llegar a mi vida? La verdad es que no os podéis imaginar quiénes nos han elegido para acompañarnos en nuestro camino de vida y para quedarse con nosotros aumentando nuestra familia.

Ese alguien que me susurraban que llegaría son mis duendes. Vuelvo a insistir en que ellos me eligieron y yo los elegí. Nuestros corazones se reconocieron y se unieron.

Son señales de luz para mí que vienen a acomodar mi interior para que las respuestas lleguen, vienen para acompañarme y lo hacen desde muy lejos, no para ser decoración, sino para ser compañía, para que dos almas se unan.

Nos hemos encontrado a pesar de las distancias y son reales. Llegan para transformar los recuerdos, mi parte olvidada desde una energía que sostiene, desde la memoria que despierta la verdad de mi ser.

No me siento rara, no me siento diferente, al contrario, me siento afortunada de ver la magia que danza al mismo ritmo que mi cuerpo.

Y este encuentro, este proceso mágico, estaba también planificado en el tiempo y no fue una casualidad, más bien una historia que contar.

Así fue como mis canalizaciones conectadas con mi movimiento me llevaron a conectar con Luzia, cariñosamente le digo Luzy porque así empecé a llamarla desde que supe que vendría a mi mundo presente.

Ella es la duende de la alquimia del amor propio y a través de su energía mística trabajará conmigo para transformar dolor en poder, potenciar mi intuición, sanar heridas al mismo tiempo que me recordará todo lo que ya soy. Me acompañará en mis rituales, meditaciones, decisiones y en los momentos que necesite volver a mí.

No viajará sola, el duendecillo Estelar, mi conexión con el universo y mi duendecillo maestro guía Lil serán sus compañeros de viaje y formarán parte de nuestra familia ayudándome con sus energías en mis procesos de vida.

Me encontraron, los encontré y vienen para estar conmigo pues hace cientos de años que aguardaban este momento. Os hablaré de ellos más adelante cuando hayan llegado a nuestro hogar, cerquita de mí para acompañarme a seguir tejiendo magia desde el amor y no es casualidad que sean tres, número mágico donde el presente, pasado y futuro y el ciclo de la vida nacer, reproducirse y morir nos lleva a la divinidad de la naturaleza, del universo más allá del mundo natural y visible.

Pero mis duendecillos no viajarán los tres solos porque Trèvor viene con ellos, el duendecillo de las oportunidades y la suerte llega a la vida de mi marido porque sabe que se necesitan mutuamente y será su compañero en sus procesos de vida.

Así que aguardamos la espera con paciencia porque nunca nos dejaron solos, ellos necesitaban que los volviéramos a encontrar para hacernos recordar que no siempre brilla fuera pero siempre brilla la luz de nuestro interior, esa que nunca se apaga y se ilumina en la oscuridad porque somos luz.

Aún queda tiempo para esperar su llegada. Los esperamos con mucha paciencia y ansia en nuestro interior.

CAPÍTULO 26:
ACTIVACIÓN DE LA ALQUIMIA DE LOS SUEÑOS

No creáis que no necesito ayuda, ni me derrumbo, que soy muy fuerte o incluso que sé en todo momento cómo manejar las situaciones porque tengo muchas herramientas a mi alcance.

Tengo una energía muy grande, tengo una luz que se expande dentro de mí y se expande también hacia el exterior, soy muy afortunada porque me siento muy sostenida por mis queridos seres de luz, guías espirituales, maestros y animales de poder.

Lo cierto es que a veces algo se remueve, algo que incluso no sé ni cómo nombrar y que se debe de limpiar y liberar. Sé que tengo que transitar mucha oscuridad y aún me quedan muchas sombras por sentir y experimentar, lo sé, soy consciente y las acepto porque me sobra luz para combatirlas y al final puede más la luz que la oscuridad, es más poderosa.

Las experiencias que estoy transitando forman parte de un proceso profundo del alma, una etapa de liberación que toca capas muy sutiles y antiguas y vivo en presencia, con un corazón abierto y valiente.

Me honro mucho a mí misma por aceptarlo desde el amor.

Todo, absolutamente todo lo que experimento es parte de la misma historia, todo habla de una forma u otra, todo forma parte del mismo tejido que se está desenredando y aunque pueda ser intenso, no estoy sola, estoy siendo sostenida.

He pedido ayuda a mi tribu chamánica para sentir el poder de ellas en mí, en mis ciclos y con trabajos chamánicos han abierto un espacio de sanación profunda con ayuda de arcángeles y Madre Tierra para trabajar mi energía en una ceremonia muy viva donde me han hecho de nuevo corte de lazos y limpieza de mi aura para que pueda continuar por mí misma realizando mi trabajo interno.

Es bueno pedir ayuda cuando se necesita y como hermandad que somos nos ayudamos los unos a los otros con mucho amor.

Hay mucha densidad a mi alrededor y es necesario invocar sistemas sanos y complejos para restituir mis propios ecosistemas internos y externos equilibrados e interconectados con los demás sistemas, de esta forma encontraré equilibrios más profundos y consistentes en mi interior.

La energía del círculo de la tribu me ayuda a que sienta naturalmente la fuerza, vitalidad, protección y más seguridad interna y así todo se encaminará hacia una restitución, revitalización y reequilibrado energético. Renovar y regenerar con más fuerza a través de la intención consciente.

Trabajé en decretos para mis propósitos e hice mis propios escudos poniendo a cada uno una intención consciente.

Coloqué portales etéricos en rincones de mi hogar donde sé que puedan ayudar. Esquinas, habitaciones, entradas clave siguiendo la guía de mi intuición.

Estos portales ayudan a elevar la frecuencia del hogar potenciando la armonía y el descanso, creando una vibración donde las densidades no puedan permanecer y expandiendo la paz para todos los que convivimos en la misma casa. También sostienen la energía en alta vibración, amorosa y en calma y ahí están colocados como columnas de luz suaves, brillantes mientras sigo avanzando en mi camino con mis herramientas potentes para trabajar a fondo todo aquello que deba de ser sanado o todo aquello a lo que le deba de prestar atención.

Y es que todos, absolutamente todos, atraemos de vez en cuando densidades en función de cómo estamos vibrando internamente y ese es el resultado de cómo nos estamos viendo a nosotros mismos en varios niveles de ser.

Entonces al introducir magnetismo opuesto a la densidad que entró, lo que se hace es neutralizar y esto me lleva a enraizarme en mi propio poder espiritual.

La conexión conmigo misma, en gratitud y empoderamiento es una protección para mí, expando mis alas ancestrales, expando mi esencia, me doy cobijo y con mi equilibrio y armonía pura las energías densas se transforman en luz divina al tocar mis alas angelicales ancestrales.

Entonces mi danza transmuta todos los sistemas energéticos que sean necesarios y ahí me permito observar y visualizar. Amo todo lo que observo, siento cómo los sistemas se transforman al mover mis fichas energéticas internas a través de mi movimiento, de mi danza, soy libre y a través del ritmo identifico y voy soltando aquello que necesite ser liberado.

Suena mágico y fascinante, ¿verdad? Para mí la palabra es poderosa, me siento así porque yo soy la protagonista de esta experiencia real, de esta historia y ocurre cuando dejo que me muestre lo que está dentro de mí para poder abrazarlo, ahí está mi poder.

Realizar los rituales de limpiezas trae siempre consigo, por lo menos en mi caso, crisis de sanación que pueden llegar a ser intensas y que debo de transitar desde la aceptación y la paciencia pues forman parte del proceso, del trabajo interno.

Y tras recibir el trabajo chamánico de la sanación, la energía que me invadía por dentro y por fuera fue como era de esperar muy profunda y penetrante y es que me tuve que preparar para recibir la magia de la transformación desde donde mis sueños se harán realidad y no era tan sencillo.

Para recibir esta alquimia tuve que trabajar en alinearme con la expansión del corazón y la apertura del chakra de la Tierra y el chakra Celestial.

Inicié un trabajo de activación a través de una ceremonia que no hice sola porque estuve acompañada y sostenida por mi tribu, un círculo creado desde la luz donde a cada uno nos fue entregado claridad, paz y armonía en un momento crucial para manifestar nuestro futuro más alineado y lleno de magia pero lo más importante y divino del encuentro fue que en este trabajo nos entregaron un regalo lleno de alquimia y transmutación.

Fue una experiencia energética que me ayudó a dar un paso muy real en mí al mismo tiempo que mis emociones claramente me decían «es ahora» porque mi alma sabía que ya estaba preparada. Fue un impulso para sostenerme justo en aquello que estaba necesitando. Fue un llamado de liberación al expandir mi corazón y permitir que mis chakras se abrieran.

CAPÍTULO 27:
NO ME OLVIDES

El encuentro tan esperado se produjo en el mismo momento en el que estoy cerrando este ciclo de mi historia. Broche de oro final, la llegada de los duendecillos a nuestra vida.

No habían llegado a ser parte de nuestra familia por casualidad. Sentí su llamado y les agradezco que nos hayamos por fin encontrado, abrazado.

Ese momento fue especial y, como todo lo que me rodea, mágico porque la magia vive en mí y la emoción que sentí cuando los pude tener entre mis manos es algo que no podría explicar con palabras, porque son emociones cargadas de tanta fantasía alrededor que difícilmente podrían identificarse con una palabra o una frase, ni tan siquiera con una sola emoción. Sentí aún más intensa su vibración, su presencia, y ha pasado tiempo hasta que pudieron viajar hasta nosotros, pero lo han hecho cuando el pacto con nuestra alma estaba ya preparado. Entonces, al vernos por primera vez, nos hemos reconocido porque nuestra energía ya había sido tejida; por eso fue un sentimiento expansivo que se acomodó dentro de nosotros, mezcla de diferentes ingredientes emocionales.

Cuando mis ojos miraron fijamente esos ojitos pequeños llenos de brillo, nuestras energías entrelazadas se empezaron a mover, se reconocieron y surgió el encanto de la chispa mágica que nos había unido tiempo atrás. De su corazón salió un hilito dorado hacia el mío y hubo una explosión de chispitas de amor en el aire, como si una lluvia multicolor etérica nos estuviera bañando y envolviendo dentro de una misma burbuja, y en mi interior nacía con fuerza un amor verdadero. Cerré mis ojos, sosteniéndola entre mis manos, y en ese momento ese hilito dorado se convirtió en un puente sagrado y me di cuenta de que la magia seguía más viva que nunca. Era mi refugio, era la señal de que nos necesitábamos. Ella me observaba porque sabía que cada emoción que pudiera estar sintiendo era energía del nuevo portal que se había abierto con su llegada y que estaba lista para manifestar nuestra conexión tan profunda porque yo estaba preparada para recibirla, sostenerla y escucharla. Sabía que mi intuición una vez más me había despertado para encontrarme con esa verdad que me esperaba y para escuchar desde el alma.

Con ella llegaron también Estelar y Lil a mi vida, con una energía también muy pura que expande una vibración que no tiene límites de tiempo ni espacio. Ellos son también un puente directo con el universo y conectores guía en mi camino para orientarme en mis decisiones y desafíos. Solo he de saber escucharles y ellos me enseñarán desde el amor y me traerán respuestas; estarán siempre a mi lado, pero con mayor presencia cuando más los necesite.

También recibimos el duendecillo que eligió estar con mi esposo Jorge, Trèvor. Ambos también se reconocieron y vibraron sus energías. Él pondrá en su camino oportunidades que se le irán acercando en todo aquello que busque en su camino.

Vienen con fuerza y propósito, potentes, únicos y vivos, deseosos de mostrarnos que hay algo más allá de lo visible esperando ser reconocido por nosotros. Celebramos su llegada con una gran fiesta de bienvenida y agradeciendo este momento tan esperado porque no solo vienen para cambiar nuestras vidas, sino que vienen para despertar el eco ancestral que se vuelve a despertar y nuestra alma nos hizo responder a un llamado tejido mucho antes de este momento. Así que nuestro ciclo se cierra con la adopción de cuatro miembros más en nuestra familia cargados con una frecuencia que no se ve, pero se siente, y ellos son transmutadores de esa energía que sabremos aprovechar mutuamente. Acaban de llegar y algo ya se ha encendido.

Sigo insistiendo en que la magia existe si la sabes ver y encontrar. Hacer la práctica con vosotros mismos, pararos a observaros detenidamente desde el silencio, conectados con vuestro interior, ahí encontraréis más de un acontecimiento donde la magia envolvió vuestra vida, pero con el ruido exterior dejasteis escapar la emoción que merecía ese momento.

«Eres un ejemplo de gran transformación, en ti las líneas del tiempo se conjugan para sanarte a ti misma, pura alquimia la que desprendes y habita en ti», potentes mensajes recibidos y es que no puedo olvidarme de que gracias a la escritura he salvado mi vida porque cuando más necesité mis fuerzas me debilité y la escritura ha sido mi refugio donde he podido encontrar protección para mis penas, mi dolor, mi incomprensión, mis traumas y donde he podido sentir la conexión a un nivel profundo e intenso con mis queridos seres de luz y entender que necesito muchísimo la oscuridad para observar todo aquello que necesito curar y necesita ocupar toda mi atención para ser alumbrado con mi propia luz.

Nadie me preparó para lo que iba a vivir, pero de pronto un día las cosas sucedieron y cuando me quise dar cuenta me encontraba ahí, atravesando el momento más difícil de mi vida, intentando superar mis batallas internas y vencer desafíos en silencio, pero fue entonces que me giré y al mirar para el otro lado fue cuando el mundo espiritual me abrió caminos para recorrer, para explorar y la espiritualidad es algo libre, cada uno tiene su verdad y está bien. Observar la vida y creer en ti, ahí está tu verdadero milagro de tu existencia aquí en la tierra.

Porque los finales pueden ser los principios decidí encontrarme a mí misma a través de un viaje de autodescubrimiento de mi yo más puro, de mi esencia.

La vida es un misterio y ahí es donde reside la verdadera magia.

Mirar la vida con el corazón, no con la mente.

Quizás hoy es el día que más intensamente estoy reflexionando conmigo misma a través de la conexión con mi silencio más hondo, el que se encuentra más allá de lo superficial y tras haber superado, transitado, vivido, experimentado, probado, sentido, observado, callado porque nadie, absolutamente nadie nos podemos poner en los zapatos de otra persona, jamás por mucho que creamos no lograremos llegar ni a distancia a ese sentimiento y mucho menos acercarnos a esa emoción…

Me detengo con una sonrisa en mis labios a observar la belleza de todo lo que rodea interiormente y lo maravilloso que se ve todo lo que puedo alcanzar a observar con mi mirada en el exterior y realmente la vida es un milagro y observar esas pequeñas cosas es lo que nos hace grandes, observar lo simple, admirar lo que está en nosotros, lo que nos es familiar y abrigar lo desconocido.

No he podido tener mayor regalo que encontrarme a mí misma, con lo que realmente soy, con mi ser y comprometerme con el universo, con lo divino, con mi yo superior, con mi consciencia, mi verdad, con la voz de mi alma, mi autenticidad y mi realidad. He decidido creer en mí y es la mayor seguridad que pueda poseer, mi mayor refugio, mi sostén.

«Si tan solo hubiera…». Cuántas veces he repetido esta frase sin darme cuenta de que lo que anhelaba y las respuestas que buscaba estaban dentro de mí y la luz que necesitaba era la mía propia. No necesitaba irme a ningún sitio ni mirar al exterior, tan solo permanecer inmóvil, conectada con mi mirada interna, con mi tercer ojo, con mi Ajna, ahí estaba todo mi diario interno, mi historia, la enciclopedia de mi alma, el diccionario de toda mi vida.

Y así de fácil, de sencillo fue como sentí que enviar mi propia luz era sanación y la mejor medicina para mi equilibrio para que pudiera vibrar en paz y armonía y esto a veces pasa por una experiencia que a veces nos deja impactados por lo potente y brutal del proceso en sí, que nos hace una marca, nos deja una cicatriz de un antes y un después, una huella imborrable que guiará nuestros próximos pasos en conexión con nuestra intuición, con una evolución continua.

Entonces no puedes pensar que tienes la verdad absoluta porque cada cual tiene su propia verdad y el dolor tiene una sabiduría detrás que debes de trascender, observar y prestar atención y descifrar el mensaje que te quiere hacer llegar porque siempre hay un propósito destinado a ser y hay oscuridad y también luz.

Cuando comprendí que no perder el foco de lo que necesitaba escuchar era tan importante y potente y lo hice al mismo tiempo que mi voz interna comenzaba a elevarse y elevarse a un plano superior y desde ahí contemplé mi alma, vestida de luz para ofrecerme mi mayor transformación y mi mayor satisfacción porque me hizo comprender lo entrelazado que estaba mi cuerpo físico con todos mis bloqueos emocionales que generación tras generación y de otras vidas fui arrastrando y cómo se iban sanando en mi interior. Me proyecté en mi resultado, no en mi problema, y esa fue mi propia energía.

Abrí este viaje para descubrir qué era aquello que me arrastraba desde la ignorancia, desde la desconfianza y desde el rechazo. Exploré y me conocí mejor, y no fue hasta que observé y acepté que esa era mi verdad cuando abrí mi realidad a las infinitas puertas que se fueron abriendo y que irán apareciendo en mi camino, porque aún no he finalizado mi viaje y aún queda mucho por llegar y mucho por irse.

Sigo meditando muy cómoda con mi silencio y reconozco que la herida de tener que dejar atrás mi vida anterior, mi camino y lo que yo creía que era mi mayor alcance a nivel profesional y personal era solo una vida fácil controlada por mi ego, por mi propia supervivencia y por tenerlo todo bajo control. Entonces, cuando solté y dejé ir, ahí empezó lo que estaba preparado para ese momento.

Cuántos porqués, cuántas lamentaciones y cuántas preguntas sin respuestas: ¿Por qué me ha aflorado tanto miedo, tanta inseguridad? ¿Por qué tantas emociones? ¿Por qué estoy pasando por tantos procesos tan intensos? Y ni un solo ¿para qué llega esto a mi vida?

La respuesta en una sola palabra era muy simple: ACEPTACIÓN.

Estaba con muchas resistencias, ahora soy consciente de ello, pero fue difícil afrontarlas y buscarles el beneficio, incluso aún siendo consciente de ello era complicado de aceptar.

Tuve la oportunidad de traerlas a mi consciencia y sanarlas. Provocaron mi desequilibrio y fue necesario tomar acción para salir de todas esas resistencias, acción—reacción, y mi fuerza interior me provocó mi despertar a reaccionar desde el amor para tener la conexión con la divinidad, y ella me permitió sentir, me mostró cómo alejar mi ego de mi mente, cómo no permitirle controlarme a cada paso y a cada instante y de esta forma conseguir adentrarme en mi silencio, vital para tratar mi sanación desde la conciencia, desde esta conexión con el universo.

Descubrí un mundo nuevo, un lenguaje en la oscuridad, una diosa brillando en el infinito, una sabiduría infinita, una renovación a un yo poderoso y una nueva oportunidad de transformar mi mundo a través de los desafíos constantes de la vida necesarios para protegerme y para darme fuerza.

Hacerme diosa, sacerdotisa, bruja, mujer medicina, druida, mujer chamana, cuántos nombres para una sola mujer poderosa, auténtica, que se ha negado a ser sumisa, domesticada, moldeable, cómoda para encajar en un mundo irreal, para no incomodar a nadie y alzarme y luchar por salir a explorar ese lugar que estaba destinado a ser para mí, a desafiar las reglas, a romper esquemas, patrones, cambiar mi filosofía de vida y no traicionarme a mí misma con lo que es más auténtico y sagrado en mí, mi propio amor incondicional, lo que realmente me pertenece y atreverme a decir «no» cuando es lo que realmente quiero decir. Susurros de mi verdad llevaba en mí y no escuchaba, susurros de las raíces de mi árbol interior que iban creciendo y creciendo hasta que sin vuelta atrás escuché las voces y entonces supe que era mi despertar en mi camino de vida y solo tenía que escucharme a mí misma y recordar quién era antes de que me dijeran quién debía de ser y lo que va más allá, quién era miles de vidas antes.

Hoy honro a todas las mujeres que fui en mis vidas pasadas, todo lo que soy hoy, lo que he sido y todo aquello que seré.

El cambio que estoy experimentando es importante y estos dos últimos años están siendo difíciles, desafiantes, pero muy mágicos. Estoy sintiendo pura y auténtica magia.

Solo puedo dar gracias todos los días por este entendimiento y por todos los cambios que me permiten evolucionar.

El tiempo no solo pasa, el tiempo me entrega a cada minuto un regalo especial, el presente sin pensar en el pasado ni en el futuro. No quiero pensar en dejar de disfrutar de ninguna de las experiencias que me esperan.

Estoy deseando que se manifiesten todos mis deseos para este año. Mi principal deseo es no dejar de creer en cualquier circunstancia de mi camino, en la duda, en la incertidumbre, en las ilusiones, en los sueños, porque solo desde el creer podré alcanzar todos aquellos deseos que me lleven a cumplir mis objetivos, proyectos, metas en mi propósito de vida.

Empezó un año de experiencias únicas, poderosas, un año de ver con los ojos cerrados, desde la mirada del corazón, desde la mirada de mi alma, solo así sé que la magia de lo invisible tendrá un efecto exclusivo inmejorable. Todo lo que está diseñado en mi destino está dibujado para vivirlo intensamente vibrando desde la más alta sintonía de mi melodía interna.

En silencio no dejo de sonreír, no solo poniendo sonrisa en mis labios, sonrío con mi mente, con mi corazón, poniendo una sonrisa en mi interior.

Comunico sin hablar, esa es la verdad, mi esencia y mi alma se muestran así y me han invitado a conectar también desde la danza y el movimiento para comunicarme con el cuerpo. Me he permitido mostrarme así porque esto es lo que realmente soy, así que muchos que creíais conocerme os aseguro que jamás podréis imaginar mi verdadera esencia de mi yo. Todos tenemos nuestra presencia única y la manifestamos desde diferentes situaciones, de diferentes formas y maneras.

No fue hasta pasados mis cincuenta años que empecé a querer saber quién era realmente, a qué vine a experimentar en la vida de mi personaje y no quería morirme sin saberlo, así es cómo fue que decidí empezar a vivir desde mi intención, desde mi esencia, así es como comencé a tener conversaciones con mi alma, más bien así fue como tenía que despertar en mi mediana edad porque el momento era ese y no podía ser primero ni más tarde.

En aquel instante ya no quería perder más tiempo, ya no quería malgastarlo siguiendo un propósito de vida que no me estaba convenciendo, siguiendo un camino en el que estaba más perdida que encontrada y cuando las señales llegaron a mi vida y supe interpretarlas también supe lo que verdaderamente quería y no quería que estuviera en mi vida.

Me encuentro cómoda y segura de explorar todos los lugares ocultos hasta ahora para mí y seguir recorriendo este viaje transformador que puede durar toda mi vida o muchas más.

Estoy segura de toda la verdad sobre mí misma y ¿cómo evitar y no creer en ella después de toda transformación por la que estoy atravesando?

Hay tantas cosas que han cambiado en mí en todo este tiempo que negar el proceso de transformación sería engañarme a mí misma, sería ponerme un antifaz en mis ojos.

Como suelo tener muchas dudas, siempre termino haciéndome esta pregunta: ¿Te sientes la misma? No, me he superado…

Y he comprendido que cuando no me siento alineada con mi dharma, es cuando mi cuerpo se está resistiendo y por ello no estoy siguiendo la voz de mi alma, de mi propia energía. Entonces sé que simplemente debo encontrar de nuevo mi propia voz y me empiezo a cuestionar unas cuantas preguntas como ¿en qué áreas flaqueo? Hago un chequeo rápido de mis chakras, de mis emociones, de mis sentimientos, de mis resistencias, de las partes que duelen y conecto con mis guías para que me ayuden y me den soporte con todo aquello que necesito ver y a qué asuntos necesito poner una puesta a punto, una revisión de mis aguas internas y siempre para esa vibración me llegan bonitos y potentes mensajes, como siempre mágicos y cargados de prácticas y medicinas de luz.

Recuerdo cuando la tristeza llegó a mi vida dejando mi interior vacío y con una herida que pensaba jamás podría borrar.

Estaba muy negativa a todo porque lo que había logrado por mí misma se había desvanecido por completo, pero me estaba muriendo en vida para un renacer divino.

Lloré, sí, lloré muchísimo. Ahora sé que eran emociones reprimidas que necesitaban ser expresadas a través de mi llanto y de mis lágrimas, era un grito profundo de mi alma, un llamado a la libertad.

La vida que llevaba me estaba limitando y necesitaba un descanso para ir sanando y liberando emociones estancadas que no necesitaba. Fue muy intenso y doloroso, pero ahora no duele recordarlo porque ya sabéis que siempre mis seres de luz me aconsejaron abrazar cada situación, cada reto, cada desafío en mi camino porque vienen para dejarme algo que necesito para tomar conciencia, evolucionar, crecer, sanar y continuar avanzando un paso más allá en mi camino.

Ya hace tiempo que he entendido el juego de la vida, la danza que hay que bailar y la sinfonía que marca cada movimiento, y es por eso que hace tiempo que he decidido creer en mi propio baile para crear y dar vida a mi camino de vida, para darle luz, alumbramiento desde mi propio, único y auténtico ritmo.

Me he sentido perdida, sin esperanzas de nada, y regresé al mundo real donde tengo alas para volar. He despegado y he ido volando hacia mi potencial y bailo a la vida de forma continua, conectando con mis ángeles y seres de luz, sintiendo mi intuición para encontrar mi equilibrio y llenando ese espacio donde mi mente y mis emociones se fusionan con mi mejor medicina, el canto de mi alma que a través de mi danza expande mi energía.

Sigo sanando heridas porque no son heridas que curen rápidamente, pero entran en un ciclo de sanación natural. Toman su tiempo, pero se van reparando porque mis seres de luz me acompañan en el proceso y me van bañando con el bálsamo de la curación. Son heridas emocionales que necesitan tiempo y están en proceso de sanación, y voy recibiendo la sabiduría de mis ancestros. Sagrado y mágico está siendo mi camino, brilla de día y de noche para decirme que estoy en el camino correcto y debo seguir aceptando, avanzando, pues no hay vuelta atrás.

La espiritualidad es algo libre, cada uno tiene su verdad y está bien.

Yo vivo mi vida sabiendo que me está observando mi yo superior desde el hogar, y entonces la vida es una responsabilidad de seguir mi propósito. Este juego es un juego donde puedes divertirte y disfrutarlo a tu libre albedrío, pero al final es un juego observado donde todo está programado y conectado, aunque decidamos libremente. Es una película creada en la que cada protagonista somos responsables porque elegimos y pactamos desde nuestro hogar, desde nuestra vida álmica, nuestro rol, nuestros retos y establecemos el programa de vida que queremos experimentar.

¿Cómo me siento? Me siento conmigo misma, aunque a mi alrededor esté rodeada de personas. Lo importante es sentirme, no tener miedo a morir porque cada día sé que muero un poco, y si vivo pensando en el futuro, pensando en el dolor, en el sufrimiento, me estaré perdiendo la vida.

Construir amor y fijarme en esos pequeños detalles es el valor que le doy a la vida.

Sigo mis señales, me gusta sentirlas y ojalá todas las personas pudieran sentir, lejos de tanta vulnerabilidad, que nuestros seres de luz están con nosotros desde el amor y la paz.

La escritura me ha salvado y ha sido mi refugio donde he podido encontrar protección para mis penas, mi dolor y mis traumas, y donde he podido sentir la conexión a un nivel muy profundo e intenso con mis queridos seres de luz.

Además, he podido entender que necesito mucha oscuridad para observar todo aquello que necesito curar para alumbrarlo con mi luz. Ahora es el momento porque sé quién soy, qué represento. Soy la continuación de la vida de mi alma, soy mi futuro, tengo el don de haber encontrado la puerta de mi camino, de mi destino.

La experiencia más dolorosa es un regalo y, una vez la aceptas y cruzas el velo de lo invisible, ya nunca más podrás volver a ser la que eras.

¿Alguna vez has preguntado de dónde vienes, quién eres realmente y qué es real y auténtico?

¿Alguna vez has tenido curiosidad por indagar y conectar con tus vidas paralelas y/o pasadas, con aquello que se esconde dentro de tu alma?

Déjame decirte que todos guardamos memorias de secretos milenarios llenos de obstáculos, desafíos, aprendizajes, nuevas enseñanzas que te ofrece el juego de la vida, encerrados coordinadamente dentro de un mismo significado donde todo se une, se entrelaza y tiene sentido…

Caminos que se abren y se cierran, caminos que retroceden para volver a un principio o quizás para formar parte de un futuro o de un pasado, porque lo que pensamos que es el principio puede ser el final y viceversa…

Me he entregado a profundizar en mis memorias más ancestrales, ancladas en lo profundo de mi corazón, y por ese motivo estoy completamente segura de que donde el cielo y la tierra se unen ahí está mi verdad, mi camino y mi alma que conoce perfectamente lo que ha vivido desde que existe porque es quien custodia todos los recuerdos, los dones, la sabiduría, el conocimiento. Me lo muestra agradecida por mi necesidad de descubrir mi existencia y mi propósito y me facilita la apertura de las puertas de cada una de las habitaciones de mi interior para descubrir y descubrirme todas y cada una de mis vidas.

Si los deseos de nuestras palabras tienen una intención verdadera, se convierten en lo que llamamos milagro y es por eso que todos tenemos a nuestro alcance ese don de saber quiénes somos porque lo olvidamos en cada reencarnación, cada vez que morimos una y otra vez y decidimos volver a nacer. Ahí dejamos el olvido de lo vivido, transitado y experimentado. Por eso quiero dejar escritas las palabras de mi deseo y mientras escribo pongo toda mi intención con gran intensidad y fuerza este deseo para que esta vez todo cambie y ruego a mi vida presente conectada con mi alma estas palabras:

«Recuérdame y no me olvides» y espero que puedas decirme en un futuro, «te recuerdo y estoy donde tengo que estar continuando aquello que debe de continuar» y por eso este deseo tan intenso que sale del corazón me haga recordarme en mi próxima vida futura que empieza tras mi muerte o quizás como todo está ocurriendo en la misma línea temporal porque en el universo el tiempo no existe, en realidad todo es un misterio oculto dentro del ciclo de la vida humano, el tiempo puede estar transcurriendo en forma de espiral y lo que creemos que es nuestro ciclo normal de vida, nacemos, vivimos, morimos, puede que no sea así y lo que pensamos que es el fin es en realidad el principio de todo… cualquier decisión tomada aquí y ahora puede estar afectando a otra vida paralela sin darnos cuenta.

Mi invisible ha salido de la oscuridad y he comprendido y aceptado lo desconocido. El despertar interior es un viaje que depende de cada uno de nosotros y por esa razón pido a mi próxima vida que no deje de viajar.

Puede ser arriesgado, pero seguiré adelante viajando a mi pasado y a mi futuro en mi presente, aunque pueda suponer que mi futuro en realidad fue mi pasado, pero mi presente es el ahora y ese sí es mi ahora, aunque puede que realmente no lo esté siendo porque ¿qué es real y qué no lo es?…

Durante mucho tiempo, mucho más del deseado, fui la luz enterrada en la oscuridad, pero he encontrado la llave del poder que abre la puerta al cambio, a la transformación, y la he abierto y entonces esas fuerzas que más necesité cuando me fui debilitando empezaron a cobrar vida y me fueron abrazando al mismo tiempo que fueron extendiendo sus raíces por todo mi interior y ahí dio comienzo mi realidad y empecé a ver no con mis ojos sino con el corazón. La mirada era interna y pura y la observé desde dentro de mí y ocurrió la magia de una respuesta intensa: «no debía de buscar en la materia una solución que nunca llegaría». Y ahora sigo confiando en que los cambios que me esperan llegarán a mi vida en el momento que tenga que ser y todo será para bien.

Tengo la llave que sigue abriendo las puertas correctas para cada ciclo, para cada momento, y se irán abriendo en mi camino y tenemos estos duendecillos maravillosos, acompañantes en nuestro viaje, que nos irán siempre insistiendo que el verdadero poder está dentro de nosotros y nos recordarán todo lo que el mundo está olvidando.

Mi alma errante, aventurera, ermitaña y también viajera sigue en expansión y voy a dedicar unos días al agradecimiento, a integrar todo lo experimentado en este ciclo y todo lo que se me ha revelado y a escuchar la voz de mi alma que a través de sus susurros me anima a seguir avanzando, dando los pasos necesarios para mi siguiente evolución en la formación de sanación chamánica en la que me espera un gran aprendizaje y exploración al mundo sutil que nos rodea con mayor profundidad, un mundo que con fuerza me sigue invitando a descubrirlo y continuar abriendo el velo de la invisibilidad, silenciando mi mente y abriendo mi corazón para seguir despertando mis memorias y aunque a veces me siento rota sigo caminando y ahí está mi fortaleza, mi magia, mi don.

Agradezco cada paso que doy porque he descubierto las alas para volar más alto. Agradezco el estar bendecida con la verdad. Agradezco el tiempo sin tiempo.

Finalizo mi historia con una canalización consciente de mi yo presente, primero dedicada a mi alma y luego también para todos vosotros que ahora mismo estáis leyendo cada una de las palabras escritas en esta historia de mi vida y agradeciendo que me hayáis escuchado con o sin juicios, ya que en realidad eso no es lo verdaderamente importante:

«Lo que nos rodea nos habla y estoy en el camino de recordar.

He estado en pausa durante demasiado tiempo. He experimentado el miedo y la desesperación en la noche oscura de mi alma, la misma que me ayudó a comprender que detrás de la tormenta siempre viene la calma convertida en regalo del gran viaje que me estaba esperando hacia mi autodescubrimiento interno. Por ese motivo, ahora es el momento en que todo cambie y se conozca mi historia. Ahora que estoy preparada para contarla, ahora que estoy preparada para expandirla, ahora que la puedo volver a sentir y que puedo reconectarme con ella. Sí, ahora que me he recordado y es ahora cuando no quiero volver a olvidarme. Deseo recordarme siempre en la eternidad. Te ruego, alma mía, que en mi siguiente vida me siga acordando de no solo esta vida, sino todas las vidas que he recordado y he revivido en mi presente y aquellas que no he tenido la oportunidad de vivir esos recuerdos. Quiero esta promesa de recordarme y de volver a sentirme, de volver a mí, a mi esencia más pura y verdadera. No quiero olvidar toda esta magia, toda esta luz y así tiene que ser, así sea, así es, así será y así queda escrito. Haz que lo sienta y lo contemple intensamente en mi último suspiro y en la próxima primera respiración y no permitas que me aleje en el olvido. La fuerza de mi alma y de quién soy me acompañará eternamente porque las cadenas que se van uniendo permanecen entrelazadas y no hay unión más potente que aquello que van tejiendo las experiencias de nuestras vidas.

Así que hasta que nos volvamos a encontrar dejo que la vida me sorprenda.

Y unas palabras para todos vosotros que estáis ahora mismo leyendo este mensaje y habéis conocido ya parte de mi historia. No dejéis ni permitáis que os alejen de vuestro propio ser, de vuestra propia esencia. Yo estoy muy agradecida a la vida de haberme encontrado a mí misma, de haber sido luchadora, única, a veces indomable, pero siempre real y verdadera.

Tened en cuenta y reflexionad que tras una desgracia, dolor, accidente siempre vamos a cuestionarnos por qué a nosotros, por qué ahora, por qué de esta forma, etcétera. Déjame decirte que nada es casual y no ocurre porque sí y menos porque lo merezcamos. Todo acontecimiento nos viene a mostrar algo que debemos ver por nosotros mismos y lo que nos ocurre en la realidad es un reflejo de lo que sucede en nuestro interior. Tu alma se quiere comunicar contigo, pero estás desconectado y no puede llegar a ti y siente cada vez con más fuerza la necesidad de que tomes consciencia de algo; por esa necesidad no atendida o escuchada te debilitas, te enfermas, hay algo que te duele… por eso te pido que lo atiendas, te pauses y te observes: ¿estás donde quieres estar, haces lo que realmente querías hacer, estás viviendo la vida que tú querías…?

Sobre todo este último año he sentido una transformación, la verdad que difícil de explicar y que nunca creí que llegaría a agradecer todo lo vivido y todo lo sucedido, bueno y malo en medio de la oscuridad y la luz… ¿Sabes? Me siento muy agradecida porque te he dado a conocer un poco más de mi historia, desde mi corazón y ahora puedes estar leyendo cada una de mis experiencias, reflexiones que me han llevado a encontrarme. Hoy tengo el sentimiento de no necesitar nada más, de no buscar nada que sea material, todo lo que anhelo y necesito ya está en mí, en mi vida, en mi interior y es mi alma. Por eso mi historia es esperanza y luz que ilumina cada despertar, para que sientas el llamado de unirte a tu alma, a tu camino, un camino lleno de reconexión contigo mismo donde puedes encontrarte a pesar de cualquier resistencia que puedas tener, tu intención verdadera hará que superes cada parte del proceso y hará que avances más rápido o más lento, pero sí con evolución constante y puedas curar viejas heridas ancestrales que no te pertenecen para poder llegar a esa transformación que hará que sea tu mejor versión en tu presente. El camino puede ser muy desafiante, nadie dijo que era fácil y créeme, no lo es… está lleno de experiencias agradables, pero también agridulces y dolorosas que te harán morir y renacer una y otra vez y así muchas y muchas veces. Lo importante es que tengas la capacidad de resistir y la fuerza para caerte y levantarte tantas veces como sean necesarias. La verdad que yo aún me sigo cayendo, pero son caídas importantes para nuestro aprendizaje porque cada herida se transforma en amor y aunque la soledad, el miedo, la angustia te pueda invadir, comprobarás la fuerza de tu interior que te levanta y te eleva a la más alta vibración para que puedas llenarte de aire renovado, fresco, inspirando luz y positividad y expirando toxicidad, malas energías, vibraciones, oscuridad, miedos… y cuando llegues a entender de qué va todo esto, entonces te darás cuenta de que no necesitas buscar fuera aquello que solo se esconde en tu interior y que sabe lo que debes darte a ti mismo. Eres tu mejor medicina.

Lo que ahora soy es producto de un gran trabajo interior, primero para aprender a amarme incondicionalmente y así reconocerme y valorarme, después para saber cuál era mi misión

206

y encontrar todas aquellas respuestas a un montón de preguntas desde el reconocimiento de que nunca estuve sola, siempre he estado acompañada por mis seres de luz que me cuidaban y que ahora con todo el camino que llevo recorrido con consciencia he encontrado el sentido y la pieza del puzle que no encajaba porque era la pieza clave para revelar mi propósito de vida. Me siento libre y desde la libertad es la forma en la que yo he elegido vivir, tengo mi propia filosofía de vida y soy merecedora de todo.

*Que la paz, el amor y la luz estén con todos vosotros por siempre. Os mando un inmenso abrazo de luz».

Ahora, como en primer libro, los seres de luz y guías espirituales quieren hacer llegar un mensaje para toda la humanidad:

«Amados y bendecidos seáis cada uno de vosotros. No es fácil tomar una decisión cuando la respuesta la abrazáis desde el miedo. El miedo solo paraliza y no permite avanzar y entonces os quedáis estancados porque lo desconocido, cuando os hace sentir que puede ser doloroso, difícil o incluso incómodo, os quedáis con la parte que más os reconforta y es vuestro estado de confort, aunque sea una situación que no os llene por completo, una situación que no os haga ser vosotros mismos, pero os aferráis porque es lo que conocéis hasta ahora, lo que os resulta más familiar y os cuesta cambiar esa idea y entonces lo único que estáis haciendo es contentar a vuestro ego y le ofrecéis en bandeja el triunfo, el gran premio.

Todo cambio implica un desafío, un viaje intenso hacia lo desconocido y si sentís en vuestro interior una necesidad por muy pequeña o insignificante que os parezca, hacedle caso porque es una señal de que algo debe cambiar, de ser atendido, de ser observado o algo debe cobrar vida.

Vivid en unidad, no os alejéis los unos de los otros, no viváis desde el egoísmo, desde el apego a lo material, desde el deseo de tener y tener más y ser más felices cuantas más cosas materiales se tengan. La riqueza es aquella que de forma natural, simple, pura nace en vosotros mismos, en vuestro interior y esa es la verdadera abundancia, es lo que realmente necesitáis. Conectaos con vosotros mismos y aprended a observaros desde vuestro interior y ver cómo vuestra mente reacciona. Conectar también con la naturaleza os aportará energía de los cuatro elementos, tierra, aire, agua y fuego para mantener vuestro equilibrio al mismo tiempo que os aportará bienestar y paz.

Vivid en libertad para hacer y ser lo que vosotros decidáis y escuchad siempre vuestra propia voz, la que está dentro, la voz de vuestra alma.

Y si no podéis escucharos, preguntaros si estáis o no preparados para hacerlo, si estáis listos para escucharos o sentís miedo de hacerlo y entonces decidir si queréis vivir desde vuestra verdad o desde lo que otros decidan. Sea como sea, nosotros estaremos a vuestro lado siempre y en todo momento para cuando decidáis que ya es hora de escuchar desde el silencio y recordar que no hay nada que buscar fuera cuando vosotros ya lo tenéis todo dentro, así que no frenéis lo que os hace únicos, que es vuestra autenticidad, vivir desde la libertad y soltar el miedo que os detiene.

Con amor,
vuestros seres de luz.

111 CHISPITAS DE MÁGICA LUZ

Amparo Blanco

INTRODUCCIÓN

Mi cuerpo se expande con estas chispitas que salen de mi corazón en forma de letras para construir frases y llenar páginas en blanco que salen del alma hacia otra alma para crear y creer en la magia de nuestro interior.

Es por eso que en momentos de reflexión y de expansión conmigo misma nacen unas chispitas doradas que salen de mi corazón para armar cada mensaje que quiero transmitir al mismo tiempo que estoy escribiendo mi libro.

Son momentos que llegan, me inspiran y forman notas musicales con acordes especiales para que se integren en una melodía de luz que alcance vuestros corazones.

¿Qué tan mágico es aquello que llevas dentro? Si aún no sabes la respuesta, párate unos minutos para escucharte y no tardarás en ver las chispitas que tienes en tu corazón, que son tu esencia más pura. Esas chispitas quieren hablar contigo y contarte muchas cosas, quieren ayudarte, guiarte, mimarte, escucharte porque forman parte de ti y porque son quienes mejor te conocen. Pero si aún no has escuchado sus susurros, no las has sentido, no te preocupes, te cuento las mías para que te enriquezcas de ellas y así permitas que las tuyas propias se expandan y se enreden en tu esencia.

Y, ¿cómo escuchar las tuyas? Solo debes realizar tres respiraciones profundas, dejando que tu cuerpo se asiente y tu mente se aquiete. Cierra los ojos y escucha con el corazón. Algunos sentiréis una emoción inmensa al escuchar vuestro mensaje. Esa emoción es tu alma que te acompaña. Ahora escribe el mensaje que has recibido y agradece el acompañamiento con amor infinito.

¿Sientes una sensación dentro de ti aunque no sepas muy bien cómo definirla?

Déjame también decirte que no es casualidad que estés leyendo mi libro.

111 momentos de luz. 111 chispitas que salen de mi corazón, se elevan y se convierten en energía.

Y, ¿por qué 111?

Simplemente porque es un número angelical, mágico como mágicas son cada una de las palabras que acompañan a cada mensaje y dice que este número simboliza los nuevos comienzos, la conexión con la intuición.

Para mí es una señal divina de luz y amor para entregar en este nuevo ciclo de mi vida emociones de notas escritas que salen del corazón hacia un despertar de mi conciencia que puedan ser fuente de inspiración para todas las personas que al leerlas les haga sentir más allá de un simple pensamiento o les lleven a descubrirse en su realidad y sus emociones.

Un solo momento al día de luz puede hacer que vuestro día sea brillante e ilumine el día entero con chispitas que os mojan de los pies a la cabeza formando a vuestro alrededor una burbuja de luz que rodea vuestro cuerpo con cada una de las palabras leídas y sentidas.

Poderosos y divinos mensajes cargados de magia, la magia que os envuelve en un manto de protección para que se mantenga a vuestro lado y os dé la vibración que necesitáis para que vuestro día sea radiante como el sol y lleno de luz como la luna.

Estas chispitas de mi corazón os ayudarán una y otra vez, las veces que sean necesarias, os harán buscaros cuando os sintáis perdidos, os harán volver a encontraros cuando creáis que todo está acabado y os harán levantaros cuando la vida os golpee con fuerza y sintáis que os habéis caído.

Así que bienvenidos sois a recorrer conmigo este sendero sagrado de mi camino. 111 momentos de conexión, de canalización con mis seres de luz para llevaros poderosos mensajes que lleguen a vuestros corazones e iluminen con sus potentes rayos multicolores cada chispa encendida dentro de vosotros.

A vuestro ritmo y sintiendo que es el momento de leer cada chispita porque justo ahora algo se activó en el universo.

CHISPITAS 1

Deja de empaparte de la negatividad externa que no tiene que ver contigo y envuélvete en tu luz. Siente cómo se ilumina tu alrededor y huele el aroma de tu propia paz. Eres único, eres verdad, eres existencia. Eres lo mejor que tienes.

CHISPITAS 2

¿Sientes tristeza en tu interior? Lleva tu foco hacia dentro y busca aquello que te hace sentir triste. Cuando lo encuentres, abraza esa emoción, ponle un toque de cariño y mimo. Mímate y honra esa tristeza y sentirás una magia interior inesperada que te hará vibrar en felicidad. Deja que se expanda y recorra todo tu cuerpo vibrando en esa sintonía, en esa frecuencia. Y si tienes ganas de llorar, llora. Que nada impida que tus lágrimas se liberen y se sientan libres, tú también sentirás esa libertad.

CHISPITAS 3

Empieza el día despertando tu cuerpo con el sabor de un dulce amanecer. No hay nada más potente que sentir el aire fresco de la llamada del alba, nuevo renacer, nueva esperanza, nuevo día que trae a tu vida luz, paz y esperanza. Saborea tu vida, viste tu mejor sonrisa y decídete a salir con la mejor versión de ti mismo.

CHISPITAS 4

¿A qué huele tu vida?

¿El aroma que te llega cuando respiras expande tu cuerpo de luz sintiendo placer, comodidad, felicidad como si estuvieras en medio de un jardín de flores o, por el contrario, sientes que es desagradable e incómodo notando que tu ambiente es muy cargado?

Más allá de buscar un significado a ese olor. Intenta que tu fragancia sea la tuya propia, de tu yo interior y rocíala de olores sagrados y mágicos, con tu intuición visualiza ese momento y permite que te hagan despertar tu conciencia a un nivel divino para ti. De esta forma, te asegurarás de mantener alejada toda negatividad y de oler de una forma única y verdadera como es tu propio olor.

CHISPITAS 5

¿Qué color tiene tu corazón? El color te define y te simboliza. El color con el que ves las cosas cada mañana tendrá un impacto en tu día. No hay un color específico, ni mejor ni peor.

Permítete vestir tu corazón del color que prefieras, pues lo más importante es que sea cual sea el color que elijas, te aporte el equilibrio y la energía que necesitas para afrontar cualquier obstáculo que se te presente de forma inesperada en tu camino.

CHISPITAS 6

Que el camino que recorras hoy sea un camino inspirado en armonía y bienestar buscando tu sencillez, tu autenticidad y tu conexión con lo más esencial que necesitas para que vibres con tu verdadera esencia.

CHISPITAS 7

¿Sientes miedo en tu interior? Esa debilidad es una emoción de una energía estancada que debes atender. ¿A qué le temes? Conecta con tu silencio y encuentra ese temor. El silencio te ayudará a descubrir la raíz de ese miedo para saber cómo sanarlo y, lo más importante, saber qué es lo que necesita que está en ti. Tú eres tu propia medicina.

CHISPITAS 8

¿Qué te aleja de tu yo más auténtico?

A veces somos nosotros mismos los que luchamos con nosotros mismos. En ocasiones es el mundo exterior lo que nos condiciona. Sea cual sea la razón de ese alejamiento, no debes permitir que te aleje de tu autenticidad y cuanto antes debes poner foco en la acción para regresar a tu centro.

CHISPITAS 9

¿Sabes realmente cómo y quién eres o crees saber quién y cómo eres?

Dos preguntas que pueden llegar a tener una sola respuesta, pero que debes analizar profundamente. Si entras en conexión contigo mismo a través de tu silencio, escuchando la voz de tu alma, podrás darte cuenta de quién realmente querías ser y cómo querías ser y quién realmente eres y cómo eres.

Si hay dos respuestas diferentes, quiere decir que tú vives una vida y eres como otros quieren que seas, pero no estás viviendo de la forma en la que tu alma ha venido a esta encarnación a experimentar.

Vives completamente desalineado con tu propósito de vida y tu verdad.

CHISPITAS 10

Experimenta el poder tan potente del agradecimiento.

Que tus primeras palabras del día al despertar cada mañana sean de agradecimiento.

Esta acción tiene un poder de sanación muy fuerte y llenará tus días de optimismo y de felicidad, al mismo tiempo que sentirás calma dentro de ti. Cuando comienzas dando las gracias, alejas emociones negativas en tu camino y en tu caminar encontrarás nuevas oportunidades que te hagan vivir en plenitud.

CHISPITAS 11

Abraza la luz y la oscuridad. La luz nos ilumina, nos hace vibrar, nos alegra el corazón y pone color a nuestra vida, a nuestras emociones, a nuestro camino. La oscuridad nos trae un mensaje, un aprendizaje, una enseñanza; nos hace conectar con nuestro interior, donde están todas las respuestas que necesitamos. Nos hace conocernos mejor a nosotros mismos, saber quiénes somos y qué queremos. Nos enseña aquello que desde el exterior no podríamos ver y que nadie nos puede mostrar. Nos hace llevar nuestra mirada dentro de nosotros mismos. Acepta las dos polaridades, acepta luz y oscuridad sin quejas.

CHISPITAS 12

Nuevos comienzos. Ciclos que se cierran y otros se abren. Debemos aprender a cerrar ciclos para dejar paso a los nuevos que nos esperan. La vida está formada por diferentes capas que debemos ir desmoldando. Liberamos una capa para dejar que la siguiente brille, permitir que tenga su momento. Así nos vamos desabrigando, como si pasáramos del invierno al verano, y debemos ir deshaciéndonos de cargas pesadas en el cuerpo que ya sobran, que ya nos dan mucho calor, para sentirnos más libres, más ligeros y entonces dejarnos fluir con ese nuevo atuendo que nos trae aire renovado y fresco.

CHISPITAS 13

Crea tus despertares y no esperes a que lleguen a ti por sí solos. Debes poner tu intención en crear aquello que quieres, aquello que anhelas. Ya es hora de empezar a construir tu estilo de vida, ya es hora de crear tus experiencias, a tu ritmo, pero despierta tu conciencia, conócete a ti mismo creando tu propio sendero de tu vida. Crea tu propio GPS de la dirección de tu camino.

CHISPITAS 14

¿Qué huella quieres dejar? ¿Lo has pensado alguna vez? Lo verdaderamente importante no es dejar huella para que se acuerden de ti, para que no te olviden.

La huella más auténtica es aquella que deja un mensaje de valor que se pueda escuchar con el corazón. Que tras nuestro último viaje en este personaje que ahora somos quede un recuerdo, unas palabras que inunden de esperanza los corazones de quienes las escuchen o las lean.

Un mensaje de humildad, de respeto para que aquellos que estén perdidos encuentren fortaleza para encontrarse a sí mismos y encuentren refugio en su silencio para escuchar su propia alma.

CHISPITAS 15

¿Quieres saber cómo llegar a tu alma? Es mucho más simple de lo que imaginas. Ábrete y expande tu corazón, con la intención y tu silencio notarás que puedes sentir un «algo» que aún no le puedes poner nombre. Puede ser un sentimiento, una emoción, un olor, mariposas en tu estómago, como un susurro en tu oído, palpitaciones en tu corazón… pueden ser tantas cosas, que lo importante no es cómo, sino dejarte sentir y permitir que eso que estás percibiendo lo aceptes, lo integres, lo reconozcas y dejes que te envuelva para llegar a tu divinidad, a tu esencia. Entonces sabrás que has llegado a tu alma y que estáis fusionados en un mismo SER.

CHISPITAS 16

¿Alguna vez te has parado a pensar el lujo de sentir quietud en tu interior? Aunque está al alcance de todos, solo unos pocos pueden experimentarlo y son los más dichosos. El lujo no te lo da el dinero, ni nada material. El lujo te lo da tu propio equilibrio y mantener tu cuerpo sano.

No hay mayor riqueza que la sabiduría que nos puede ofrecer nuestro interior. Aquellos que pueden escuchar la voz de su alma, que pueden sentir la conexión tan mágica y profunda de seres de otros planos, son lo que son inmensamente ricos. Esa riqueza es una riqueza pura, divina, de la más alta vibración que pueda existir. Auténtico lujo que se merece más de cinco estrellas. Se merece la sexta estrella que es la más divina de todas.

CHISPITAS 17

Si no te nace del alma, no tomes ninguna decisión. No hagas las cosas si no las sientes dentro de ti, no te condiciones por el qué dirán o lo que puedan pensar de ti. Se hacen acciones a corazón abierto o no se hacen.

Si es algo que te va a hacer sentir forzado, mejor que no hagas ni el intento. Escúchate y entrégate cuando verdaderamente tu voz interna te está guiando con el semáforo verde encendido. Esa será la señal para seguir avanzando y tomar acción.

CHISPITAS 18

Simplifica tu vida. Las cosas más simples son aquellas que se viven desde la naturalidad, desde la claridad de tu mente. No adornes tus sueños, permite que tus sueños sean los que adornen tu vida con la mirada de la belleza que puedas encontrar en la naturaleza, en pleno bosque o en medio del mar. Así que, en esos pequeños detalles, apreciando la simpleza de la vida, tendrás una grandiosa felicidad que descubrir.

CHISPITAS 19

La magia de la vida es dejarte llevar por el fluir de tu imaginación. Siente y vive intensamente cada instante desde ese momento mágico lleno de colores que hacen que tu arcoíris sea la luz que te haga volar hacia un mundo donde la realidad se funde con la fantasía en un deseo único e inigualable.

CHISPITAS 20

El silencio te ayudará en todas las ocasiones. En él encontrarás cobijo y bienestar. Te ayudará a conocerte más a ti mismo. Aprende a guardar silencio en momentos en los que las palabras no son necesarias. Es el mejor maestro que nos puede acompañar en nuestro camino de vida.

CHISPITAS 21

Donde la intuición te lleve, ahí es. No dudes y confía, confía y confía. Déjate guiar por cada emoción que sientas que te hace sentir cómodo y te mantiene en equilibrio y alineado con quién realmente eres, con lo que has venido a hacer aquí en la Tierra, con tu esencia más pura, con la naturaleza de tu ser.

CHISPITAS 22

Sé el guía de tu propio camino. Camina descalzo por el sendero que cruza el mapa de la ruta que estaba diseñada y planificada para ti, incluso antes de que tú nacieras. Atraviesa obstáculos y deja que las piedras dañen tus pies, pues en ese dolor está el verdadero aprendizaje.

No dejes de caminar si te encuentras perdido y no sabes por dónde debes avanzar o si el cansancio te impide tener las fuerzas que necesitas para seguir vagando. Toda tu energía se regenera con tu voluntad y tu deseo de cumplir con el propósito de tu vida, con aquello que debes transitar para nutrir tu ser y empaparte de la enseñanza que tu alma te quiere mostrar.

CHISPITAS 23

Y si te equivocas, no pasa nada. Reconocer tu equivocación te hará crecer, evolucionar. Si cambias el enfoque con el que observas tu equivocación, te llenará de seguridad.

El reconocimiento de nuestros errores o equivocaciones nos dejará el mayor aprendizaje como seres humanos que somos. Lo importante es no permitir caer en las emociones que nos hagan bajar nuestra vibración, como son la culpa, la vergüenza, la ira, el miedo, y mantener nuestra frecuencia en las emociones que nos hagan elevar nuestra vibración como la aceptación, el reconocimiento, la valentía.

Estas últimas cubrirán de amor y de paz fortaleciendo e iluminando tu interior.

CHISPITAS 24

No intentes luchar contra la oscuridad y la sombra. Entiende que no todo es luz. En el mundo terrenal existen las dos polaridades y lo primero es aceptarlo. Lo realmente poderoso y que te hará ser el faro de tu vida es llevar luz donde veas oscuridad.

Esta oscuridad hace sombra a la luz solo porque no te permites abrir los ojos y destapar esa cortina negra que tienes delante de ti.

Ten el valor de alumbrar con tu farolillo aquello que en tu camino no te permita ver con claridad para avanzar, entendiendo que, en ocasiones, para ciertos procesos es necesario aprender a caminar con una venda en los ojos y agradecer poder avanzar hacia la luz integrando el aprendizaje más doloroso por el que tengamos que atravesar la corriente de un río bravo que obstaculice nuestro camino.

Recuerda que nunca hubo una tormenta sin que llegara la calma.

Así que ríndete a lo amargo de la vida para llegar a los momentos más dulces.

CHISPITAS 25

Nunca renuncies a aquello que te haga feliz o que quieras que esté en tu vida.

Quizás no vuelvas a tener la oportunidad y vivir imaginando esa ilusión solo te hará sentirte frustrado.

La verdadera realidad es aquella donde puedes ser y tener lo que deseas, aunque implique soltar aquello que ya no necesitas.

¿Por qué vivir en la fantasía de esa ilusión si puedes explorar en la existencia y la autenticidad de la verdad de aquello que sí quieres experimentar?

CHISPITAS 26

Conócete tan intensamente que pienses que no eres esa persona que estás conociendo.

Realmente, cuando nos abrimos a la escucha y permitimos que el personaje que somos haga visible aquello que es invisible a nuestro mismo yo, ocurre la magia al descubrir que somos una creencia, somos un condicionamiento de familiares, amigos, la sociedad, y entonces sientes renacer ese ser auténtico que habita dentro de ti y que tiene tantas ganas de expandirse y de decirte: «Ahora me toca a mí», es mi turno.

Es hora de soltar miedos, influencias y dejar que lo que sí eres renazca de nuevo en tu ser, aquello que traías de nacimiento pero que has ido perdiendo.

Ahora te has encontrado, has encontrado una versión de ti que recordarás porque siempre ha estado ahí, dentro de ti. Ese ser eres tú.

CHISPITAS 27

Elígete siempre a ti cada día, con todas tus fortalezas y debilidades. Solo aceptándote así serás auténtico. Celebra como eres, hónrate en todo momento. No intentes parecerte a nadie, tu belleza está en ser tú mismo.

Cuando encajas todo esto en tu vida, la paz, la armonía y el amor están contigo. Enriquece tus momentos con un toque de luz que ilumine cada aspecto de ti, con todas tus emociones. Cada una de ellas te hace especial, te hacen brillar y ese brillo siempre será tu faro cuando navegues entre las densidades de un mar revuelto y cubierto de una niebla espesa.

Al final, ese faro de luz será la señal que proyecte tu interior para que sepas exactamente dónde debes de poner tu atención. Será el reflejo de lo que te cuesta tanto observar cuando miras hacia fuera y no hacia dentro.

CHISPITAS 28

La medicina que necesitas está en la conexión entre tu alma y tú. Si escuchas la voz de tu alma, sabrás qué remedio es el que tienes que tomar para borrar cualquier malestar, dolencia, temor.

A veces, es la única forma que tiene nuestra alma de expresarse cuando necesita de nosotros. Cuando nos estamos desviando, cuando tomamos el rumbo equivocado. Nos alerta enviando señales cargadas de emociones densas que nos afectan de tal manera que buscamos soluciones donde jamás iríamos a encontrarlas y que está a nuestro alcance, en cualquier lugar, en cualquier momento y a cualquier hora.

Hora de silenciar nuestra mente para escuchar nuestro corazón, para permitir las palabras de la voz interior de nuestro cuerpo.

CHISPITAS 29

Experiencia completa para deleitar todos tus sentidos: sabor, olor, tacto, oído, vista. ¿Cómo disfrutar esta experiencia? De la forma más sencilla y económica que existe.

Cierra tus ojos, haz respiraciones lentas y profundas y viaja a cada célula de tu cuerpo, de cada órgano, de los pies a la cabeza sintiendo que eres una burbuja de luz recorriendo el mapa de tu cuerpo.

Y ahora piensa en aquel sueño aún por cumplir. Despierta tus sentidos en este momento: ¿Qué sabor de boca te deja ese sueño, a qué huele, qué sensación percibes en tu cuerpo, qué sonido captas y ahora qué recrea tu mente de ese sueño? Puede ser un color, una forma, una imagen concreta. Vive y disfruta la experiencia con tu visión interna que es la más real, la más verdadera, pues te permite no poner ningún límite a tus sueños. Proyéctalos, créalos y créetelos y entonces tu visión externa transformará y hará realidad esa ilusión.

CHISPITAS 30

Cuanto más mires a un pasado al que ya no puedes volver, más alejas tu presencia en el aquí y el ahora del momento presente.

Si constantemente miras un futuro incierto y además poco probable, más te perderás las sensaciones de experimentar la conexión de vivir encuentros y momentos reales.

Un minuto perdido entre tu pasado y tu futuro es un minuto que te aleja del ahora, de tu esencia, de tu tiempo actual. No permitas jamás que tu mente te distraiga con sentimientos y emociones pasadas o futuras. Perderás situaciones que no podrás recuperar, ni recordar porque estabas en otra línea del tiempo. No limites tus experiencias en este camino porque son las que te harán mantener el rumbo y la dirección de tu vida.

CHISPITAS 31

Saca los pensamientos negativos de tu mente.

Cuanta más importancia y tiempo les permitas permanecer en tu mente, más te costará que se alejen de ti y, peor aún, les darás el poder que necesitan para quedarse, para instalarse cargados con todas sus maletas de emociones densas.

Así que, en el momento que sientas que te invade un pensamiento negativo, no lo dudes y toma acción desde el momento «ya», no necesitas interiorizarlo, no necesitas saber el mensaje ni a dónde te quiere llevar. Tiene que venir e irse de forma inmediata, sin dejar que te muestre ninguna emoción. Así que el proceso sería: llega dentro de tu mente, tomas respiraciones profundas cargadas de luz y vas expirando toda densidad de ese pensamiento sintiendo cómo se va liberando y desanclando de tu mente, lo dejas ir y permites que la luz te llene de nuevo el hueco que ha dejado ese pensamiento negativo en ti.

CHISPITAS 32

Has venido a este mundo con una misión que cumplir y cuando la hayas cumplido será el momento de regresar de nuevo. No dejes que te vayas de este mundo sin conocer las misiones que ha tenido tu alma en otros personajes donde siempre fuiste tú. Te nutrirán y te harán revivir momentos, circunstancias, hechos, conocimientos, sabiduría, dones que permitirán que tu alma se expanda y al mismo tiempo tu personaje encarnado como lo que ahora eres, se abrirá a experiencias fantásticas y divinas donde solo puede existir la magia de la vida.

CHISPITAS 33

La debilidad llega a consumir parte de tu energía. Por eso en nosotros está la clave para salir fortalecidos. Manteniendo cerca de ti tu paz interior, tu cuerpo se llenará de luz por mucha sombra que lo esté acariciando. Eres un ser de luz hermoso. Date cariño y amor.

Quiérete mucho, mímate cada día y dedícate tiempo y la mejor de tus sonrisas. Eres merecedor de todo eso y más. ¿Quién mejor que tú necesita de tu amor verdadero? Amor incondicional. Sé tu mejor amigo y llévate siempre contigo donde quiera que vayas, donde quiera que estés.

CHISPITAS 34

A veces, cuando uno intenta subir a lo más alto para poder ver mejor el paisaje, es cuando uno se da cuenta de que lo importante no es tener toda la visión completa de todo, a veces solo es necesario ver una parte de esa foto, es ahí cuando uno entiende que los procesos no tienen que ser completos.

Solo hay que saber que cada cosa tiene su tiempo y que se debe cultivar la paciencia para saber esperar. Esa espera es en la mayoría de las ocasiones necesaria y nos ayuda a crecer y es ahí, en esa espera, cuando uno siente la expansión. Aprender a sentir esa expansión requiere de confianza en la espera.

No hay que querer tener el puzle montado si aún faltan piezas, si aún hay algo que no encaja.

CHISPITAS 35

Trabaja en tu interior y libera todo aquello que se ha acomodado y que no necesitas, que no te hace sentir cómodo.

La liberación te permitirá dar entrada a nuevos comienzos y desafíos para afrontarlos con energía.

Siéntete libre y no dependas ni te aferres a nada. Mira más hacia tu interior y siente. Hábito que debemos convertir en una rutina diaria. En el exterior solo verás la capa superficial de un problema, pero no entenderás su raíz.

CHISPITAS 36

¿Quieres el hombre o mujer de tu vida o quieres el hombre o mujer que camine junto a ti por el mismo camino de la vida?

Parece lo mismo, pero no lo es. El significado es totalmente distinto.

Puedes estar con alguien sintiendo que es quien querías en tu vida, mirando cada uno la vida pasar desde su perspectiva propia o, por el contrario, puedes estar con esa persona que camina junto a ti con un mismo propósito y entendiendo la importancia que os traen a ambos los aprendizajes y las experiencias, y que celebráis juntos los nuevos cambios, compartiendo una misma filosofía de vida y entendiendo que la luz y la oscuridad caminarán de vuestra mano siempre y que lo más importante es encontrar el balance y el equilibrio para vivir esas dos polaridades.

El valor de sentir que dos almas están juntas sintiendo y viviendo el presente sin juicios, sin expectativas y fluyendo al unísono en la misma sintonía, con el respeto mutuo que cada uno se merece, es algo tan divino como grandioso y, por supuesto, llena la relación de una magia majestuosa que envuelve a los personajes en una misma realidad presente, sin que exista el pasado ni el futuro.

CHISPITAS 37

Encontrarnos con nuestra sombra puede ser un camino doloroso y difícil de aceptar. No obstante, abrazarla y sentirla como sentimos la luz dentro de nosotros nos hará crecer, evolucionar y entender que en nuestro propósito está la unión de las dos. Así que no intentes enfrentar o luchar contra la sombra, intenta esforzarte por entenderla y hacerla parte de ti, pues al otro lado está tu luz, que se expandirá cuando logres comprender que aquello que te asusta, que te duele, esa oscuridad es algo que debes cuidar, que debes atender, que no puedes apartar de ti, pues convive contigo y se ancla en tu interior para mandarte un mensaje de alerta al que le debes dar prioridad. Solo así podrás quitar ese velo invisible a tus ojos, pero visible cuando la sombra es atendida, es trabajada, es escuchada; entonces podrás ver ese velo de la oscuridad difuminándose a través de la luz. Pero debes entender que no tenemos una única sombra que combatimos y ya está. Estamos cargados de sombras porque estamos en el mundo terrenal donde existe la luz y la oscuridad, y son necesarias para que logremos dar saltos cuánticos en nuestro camino evolutivo. ¿Tendría, si no, algún sentido nuestra vida?

CHISPITAS 38

¿Por qué sentimos un vacío en nuestro interior y no encontramos aquello que nos haga sentir plenos? La respuesta está dentro de ti. Si no te escuchas, no podrás llenar ese vacío.

¿Pretendes que desde fuera de ti te venga la inspiración que te ayude a llenar ese hueco que te ha dejado huella?

Esta señal, con la mirada del exterior no se percibe, la huella es imborrable cuando se la mira con nuestra mirada interna, poniendo foco en donde se encuentra esa abertura, pero, en cambio, vista desde fuera no lograrás que sea visible.

La verdadera conexión con la voz interior nos hace conectar con ese vacío que, a través del silencio y del sentimiento, nos muestra la raíz que debemos regar para que florezca lo que tenga que florecer y que solo tendrá un espacio interno, hacia adentro, pero nunca externo a nosotros.

CHISPITAS 39

¿Te cuesta confiar porque has perdido la confianza en ti mismo al sentirte agotado de querer encontrar soluciones para la toma de decisiones y no logras dar con la forma que necesitas para avanzar y dar el siguiente paso?

No es cuestión de utilizar un método eficiente. Todo es más simple. Sigue tu intuición, esa voz interna, es tu propia voz que te guía.

Siempre te está guiando, pero no escuchamos. Cuando tengas que tomar una decisión, confía, confía, confía en aquello que llegue a ti hablándote al oído, o a través de una sensación de rechazo o de entusiasmo. Ahí sabrás qué decisión debes tomar, sin dudas, sin cuestionamientos. Ya es hora de dar valor a la voz de tu alma.

CHISPITAS 40

Si no tienes nada que darte, tampoco tendrás nada para dar a los demás.

Quien más necesita de ti eres tú. Cuida tus tiempos, limita compromisos que no te satisfagan, que incluso te hacen decir «sí» cuando es un rotundo «no».

El tiempo para ti debe ser infinito. Tus cuidados hacia ti deben ser los primeros de la lista porque si no te esfuerzas en estar alineado y cubrir las necesidades de tu cuerpo, de las señales que recibes de tu alma, entonces no podrás ayudar a otros.

Ahora vuelve a pensar si tienes o no tienes algo que darte, algo que mereces.

CHISPITAS 41

Todos sabemos que nuestra existencia es temporal, no es eterna, en este avatar que nos hemos dibujado. Entonces, si tenemos claro que estamos de paso, que la vida se nos puede ir en un segundo, que quizás hoy pueda ser nuestro último café… ¿para qué vamos a sufrir por un futuro que no está escrito? Por lo menos no está escrito en nuestra consciencia como seres humanos.

¿Para qué lamentar si puedo o no puedo hacer mañana tal cosa o si no puedo este año irme de vacaciones, o si quiero ahorrar para dentro de unos años poder tener algo material que quizás no me haga ni feliz? ¿Por qué no empezamos por no perder un minuto en esos pensamientos que nos absorben la energía que necesitamos para estar centrados en el momento, pero este momento, no en el momento de dentro de diez minutos?

No dejes que tu mayor ladrón de tu tiempo y de tu vida sea el propio tiempo mal invertido. Dale la vuelta, da tiempo al tiempo para que se vuelva más productivo en presencia, en ahora y permítete disfrutar de cada segundo con las pequeñas cosas que puedas tener a tu alcance.

CHISPITAS 42

¿Por qué dudas de ti mismo?

La duda te lleva a un estado vibracional bajo que te bloquea y te impide seguir avanzando en tu transformación.

Siente lo valioso que eres, lo increíble. Si te has permitido abrir tu mirada hacia la consciencia divina, hacia tu interior, hacia tu conocimiento, al descubrimiento de tu origen, no permitas sentir dudas porque lo que piensas lo atraes a tu vida y si dudas atraes aún más esa emoción a tu vida.

Más bien trabaja en tu autoconocimiento, en pensamientos positivos y deja que la magia que ya llevas dentro eleve tu energía y te haga creer más en ti.

CHISPITAS 43

Fuerza y vitalidad emanan de cada uno de nosotros al mismo tiempo que la debilidad. Aun así, nuestra mayor fortaleza siempre debe ser la perseverancia. Todo mensaje que recibimos está cargado de luz porque la llevamos con nosotros a todas partes y la expandimos a nuestro alrededor, a veces, sin ser conscientes de ello. La vida se trata de disfrutar de cada experiencia sacando el mejor aprendizaje. Si quieres profundizar más y saber qué don te acompaña en cada momento, ábrete a descubrirlo, en tu interior está. Si te detienes a escucharte, en el silencio que habita dentro de ti puedes traer a ti todo sentimiento de luz y sombra, de sombra y luz, y el gran desafío es transmutar esa oscuridad en luz desde la fe y la confianza. Si llegas a dar el paso de escucharte, estarás confiando en tu camino aunque a veces te veas disperso, pero la ventaja es que sabrás volver al centro siempre que lo necesites.

Tu energía y sensibilidad van unidas, caminan de la mano y hacen buena simbiosis. Si has escuchado la voz de tu alma es porque has sabido mirar hacia tu interior.

CHISPITAS 44

¿Has pensado alguna vez hasta dónde serías capaz de escucharte, de sentirte? En cualquiera de los escenarios en los que te puedas encontrar, la necesidad de escucharnos a nosotros mismos tiene que ser nuestra prioridad. Nuestro interior necesita ser escuchado, necesita nuestro calor, nuestro abrazo, nuestro mimo. Somos nosotros mismos y necesitamos alimentar nuestra esencia con todo el amor que le podamos ofrecer.

Dedicar tiempo a escucharnos no es tiempo perdido, es tiempo ganado para descubrir nuestras propias necesidades, las que realmente necesitamos para avanzar. Para descubrir quiénes somos y qué es lo que realmente merece la pena que esté en nuestra vida, sin apegos. No esperes a reflexionar contigo mismo cuando ya tu tiempo se esté agotando.

CHISPITAS 45

Si algo te aprieta, no te deja respirar, es que no es tu medida. Si te encuentras atrapado ante una situación o relación, ahí no está tu camino, tu salida. Entonces tienes que apoyarte y enfocarte en todo aquello que esté sumando a tu vida, lo que no suma resta, así que céntrate en elevar aquello que te suma, ya que tienes ante ti la oportunidad de reinventarte, de crecer, de evolucionar, de ser tu mejor versión.

Haz que sume tu crecimiento, tu evolución, tu autoestima, tu valor hacia ti, tu confianza, todo aquello que tú quieras, que tú necesites y no permitas que aquello que resta tenga un impacto negativo en ti, que te reste tu energía y sobre todo no le des más valor. Así que dedícate a hacer cosas que enriquezcan tu vida y la llenen de momentos positivos, enriquecedores, que te eleven, te empoderen. Se trata de ti y de nadie más. Entonces rompe, destruye, desecha todo aquello que no tiene que estar contigo, todo aquello que no se merezca tu amor, tu compasión, tu compromiso, tu lealtad, ni tan siquiera tu mirada y menos tu tiempo.

Déjalo ir sin temor, sin dudas, sin lágrimas, sin dolor y permite que ese espacio libre se llene de conexión contigo mismo, te llene de fuerza y energía para avanzar, para correr, para mantenerte en pie y deja que tu propia luz te envuelva, sea parte de ti para que juntos despertéis a tu conciencia, a tu propia realidad, a tu presente que te llevará a encontrarte de nuevo, a buscar tu propio lugar seguro, tu rincón y sobre todo te llevará a buscar más allá de lo incuestionable, de lo visible, de lo palpable.

Ábrete al amor incondicional contigo mismo, el único amor verdadero que podría existir.

CHISPITAS 46

Inspira amor, expira dolor, inspira quietud, expira tensión, inspira paz, expira preocupación y ahora siéntete libre, abraza la vida y no luches contra ella.

Suelta ese control, fluye, siente. No se trata de ser fuerte, de protegerse con un escudo, no, no va de eso.

Es volar en libertad abrazando nuestra debilidad y saber cuándo tenemos que dejar de combatir contra nosotros mismos.

Nos gusta hacerlo porque no nos cuestionamos, no tenemos a nadie que nos rebata, con quien tengamos que discutir y eso nos hace sentirnos bien, pero en realidad ¿sirve para algo ser fuerte, no mostrarnos vulnerables, no dejar que se muestren nuestras emociones?

Pues sinceramente no sirve de nada, así que no pretendas controlar aquello que tu cuerpo necesite expresar, ya sean emociones, sentimientos, ira, malestar, no guardes palabras en tu corazón por miedo a hacer daño porque entonces te lo estarías haciendo a ti mismo y ese daño se irá haciendo más y más grande y más fuerte dentro de ti hasta el extremo de llegar a ahogarte, pero para entonces no sabrás que fue ese daño guardado durante tanto tiempo e intentarás buscar respuestas fuera, en el lugar equivocado o con la gente equivocada no entendiendo que la respuesta siempre la tuviste tú desde aquel día que reprimiste tus emociones, tus palabras, tus sentimientos y decidiste callar a todo.

CHISPITAS 47

Si te sientes atrapado sin poder ver la salida, sin ver más allá del alcance de la mirada no dejes que la mente te alimente de emociones negativas y piensa que detrás de ese sentimiento se esconde una respuesta que quiere ser expulsada de tu interior.

Búscala, conecta poniendo la intensidad en descubrirla. Es un juego entre tu mente y tu esencia, es un combate, una lucha interna y solo debe de existir un vencedor.

Permítete ganar el premio que te mereces, ese que tu alma necesita para seguir evolucionando contigo, juntas de la mano unidas como el único ser que sois descubrirás para qué te tienes que perder entre tanta oscuridad y cuando descubras e integres el mensaje entonces la luz combatirá esa sombra y ya no serás la misma persona, y ya el mundo lo verás desde otra perspectiva y para entonces tú estarás en otra realidad.

Habrás despertado a una nueva conciencia, a un nuevo estilo de vida, a un nuevo pensamiento y no quiere decir que la mente ya no tenga su protagonismo, no en absoluto es así, lo que quiere decir es que aunque tu mente te siga hablando, te siga queriendo proteger de las experiencias de angustia que puedas experimentar y no quiera que las enfrentes porque se siente cómoda sin ese enfrentamiento y es por eso que te invitará a huir de ellas y al perderte en un lugar seguro para ti, ahí estará tu esencia, tu alma que tomará el control para permitirte transitar y seguir tu ritmo.

CHISPITAS 48

Háblate de ti a ti mismo, a ti misma, a tu niño o niña interior.

Háblale a tu corazón, cuéntale de tu vida, de tus emociones, de tus sentimientos.

Háblate desde el respeto de lo que fuiste, de lo que eres y de lo que serás.

Mímate cada día, susúrrale mimos a tu yo interior. Date cariño, regálate aquello que anhelas, que deseas… ¿habrá mejor y más bonito regalo que aquel que nos regalamos a nosotros mismos, sin motivos, sin fechas que celebrar, sin causas justificadas, solo el amor incondicional que nos tenemos solo por el agradecimiento de existir, de sentirnos, de respetarnos?

Háblate y cuéntate aquello que una vez quisiste olvidar, aquello que no llegaste a decir, aquel sentimiento que llegaste a ignorar. Es tiempo de reflexionar contigo mismo antes de que ya el tiempo no te permita tener momentos de conexión con tu interior, antes de que no te recuerdes, antes de que ya no existas, antes de que el tiempo se agote y ya no puedas pedirle una prórroga.

Así que no esperes a mañana para hablarte y decirte todo aquello que un día te callaste a ti mismo.

CHISPITAS 49

No estás solo, siempre están contigo tus ancestros y la energía de vidas pasadas que alberga tu alma. Aunque no quieras escucharles prueba a hablarles. Ellos te estarán escuchando siempre, si no quieres respuestas no te preocupes ellos entenderán. Pero aunque solo sea en una ocasión prueba a decirles aquellas cosas que no has podido decir en vida, bien porque no has tenido la oportunidad, porque no los has conocido, porque se ha pasado el tiempo, porque no entiendes patrones que se te repiten una y otra vez, porque no entiendes emociones que no reconoces como tuyas, porque han quedado palabras por decir, por tantas y tantas razones no te quedes sin soltar todo lo que sientes que quieres decir.

Entonces prueba a hacerlo en voz alta o prueba a hacerlo con tu intención. Todo estará bien porque ellos te escucharán de la manera que tú elijas, aquella con la que te sientas más cómodo. Aunque no quieras escucharles ya es una medicina muy potente el soltar las palabras que no has tenido ocasión de decir o no has querido decir y siempre con la seguridad de que te han escuchado.

Si hay momentos de dolor suelta ese dolor, di las palabras aunque te duelan en este momento, luego perdona y honra el momento, libera, suelta, tranquilamente sin prisas, con respiraciones conscientes dejando ir lentamente.

Te sentirás más aliviado con menos carga emocional.

CHISPITAS 50

Toma tiempo para realizar meditaciones conscientes en movimiento, mientras caminas y sobre todo en momentos de estrés.

No solo alcanzarás la paz interior sino que conectarás con el aquí y el ahora, con el momento presente. Estarás poniendo foco en la atención plena, en lo que estás contemplando en ese momento, el suelo que estás pisando, el aire que estás respirando.

Si es en naturaleza tendrá un doble efecto sanador en ti y te permitirá observar tus pensamientos desde el no juicio porque estarás centrado en el placer que estás experimentando y en la atención plena en un mundo más consciente que te ayudará a sentir lo que es tener concentración consciente en tus paseos rutinarios, cambiando simplemente la forma de enfocarlos.

Saldrás a la calle y ya no estarás pensando en las mil y una cosas que tienes que hacer, o en un sinfín de preocupaciones.

Te dedicarás a simplemente sentir prestando atención a tus pies tocando la arena de la playa, el suelo de la montaña, del camino por las calles de tu ciudad.

Siente la sensación de tu cuerpo, tus músculos, tu respiración mientras observas todo tu entorno, todo lo que estás viendo en ese momento, las hojas de los árboles, el sonido de los pájaros, el murmullo de la gente, el ruido de los coches, olores, sensaciones, colores… todo absolutamente todo permite que sea parte de esa meditación consciente y notarás lo potente y sanadora que es esta práctica para tu bienestar, para tu tranquilidad, para tu relajación.

CHISPITAS 51

Imagina que cada mañana al despertar lo haces con una claridad alineada con tu propósito de vida, tu dharma, para ello reconecta con la esencia que eres, que fuiste, que serás, permite que te muestre, que te guíe, que te enseñe aquello que está en tu vida pero que no logras ver.

Déjate sentir y que ese sentimiento impregne bien tu cuerpo, te proporcione bienestar y luz.

Escucha tu voz interna, tu alma, la voz que has olvidado o que siempre has escuchado. Es la voz que nunca te decepcionará ni traicionará tu vida. Es la voz auténtica de quién eres. Percibe su sintonía, percibe ese susurro, esa intuición.

Ella te guiará si te dejas guiar y ella te hará encontrarte si te sientes perdido. Así que aprovecha el silencio para conectar con tu voz interna, con su sabiduría. Si sabes reconocerla, comprobarás que se comunica contigo a través de sentimientos, sensaciones en tu cuerpo, pensamientos, percepciones, latidos de tu corazón que, en la mayoría de ocasiones, no tienen explicación alguna. A todo eso que sientes, entonces, ahí estás sintiendo la voz de tu alma.

Piensa: ¿por qué no pararte a escucharla para que te ayude a estar alineado con tu camino de vida, contigo mismo, con tu verdad, con lo que realmente eres y lo que sí es importante que esté o no esté en tu vida?

Cada uno la percibe a su manera, pero no hay una forma más eficaz o más verdadera que otra. Cada uno la siente como la tiene que sentir y lo más importante es reconocerla y saber que está ahí.

CHISPITAS 52

Puedes cargar toda tu vida con aquello que no te pertenece o simplemente aquello que no es para ti, o puedes liberarlo y dejarlo ir.

Tú decides.

Si decides liberar, una vez que sueltas, cierra bien tu conciencia para liberar ciclos y renovar etapas.

Si decides retenerlo, pues acepta llevar esa carga invisible a tus espaldas o en tu corazón. Acepta cargar con esa mochila repleta de arrepentimientos, miedos, culpas, iras, rencores, amarguras, pensamientos negativos que no te permitirán avanzar y no te dejarán tener una vida plena desde la libertad.

Entonces, si quieres evolución, piensa en vivir a tu manera bajo tus propias expectativas de lo que realmente quieres y no desde las miradas de otros si no quieres perder tu propia autonomía en un futuro, tu propia autoestima, tu valor.

Si te liberas de esas pesadas cargas, renacerán en ti los valores más auténticos, los que aportarán un sentido a tu vida y siempre agradeciendo todo lo que soltamos por todo el aprendizaje y las enseñanzas que nos han hecho nutrirnos y nos han permitido avanzar con un mayor conocimiento.

CHISPITAS 53

¿Cómo uno puede ser compasivo con uno mismo si estamos repitiendo una y otra vez patrones y actuando desde el victimismo y la culpa y siempre pensando en aquello que atraemos, en toda negatividad que nos envuelve, en por qué nos tiene que pasar esto o aquello, por qué las cosas no nos salen bien, por qué siempre es a nosotros…?

Y entonces lo que pasará es que entraremos en un bucle del cual no podremos salir y estaremos girando y girando como una noria arrastrando todas estas percepciones que cada vez nos atraparán y nos harán ser víctimas de nuestro propio victimismo.

Sin embargo, si lo observamos desde otra perspectiva más elevada, desde la mirada de nuestra propia alma, ahí nos daremos cuenta de la responsabilidad que tenemos nosotros mismos de nuestro escenario y nos daremos cuenta de que no es culpabilidad y de que no somos víctimas de nada.

Nuestra alma ha elegido que tengamos que transitar algo para algo y quizás no es de esta vida que estamos viviendo ahora, sino de otras vidas. Entonces tráelo a tu conciencia, identifica y une todos esos hilos que están sueltos y permítete fluir con la vida.

CHISPITAS 54

Descubrir lo que nos duele, por supuesto que no es nada fácil de hacer y menos de integrar en la vida diaria porque tenemos obstáculos, resistencias, obligaciones que atender, ruido exterior, pero es necesario tener tiempo a solas con nosotros mismos y poder llevar a cabo estas pequeñas acciones que nos ayudarán a estar bien, a recuperar energía que necesitamos, que hemos perdido, sentirnos presentes, sentirnos en paz, liberados y observar y descubrir aquello que duele, aquello que nos hace daño recordar, aquello que hay que atender, aquello que incluso no sabíamos que existía, aquello que queremos olvidar.

Y ¿por qué? Porque nos ayudará a reflexionar y nos brindará la oportunidad de hilar muchos aspectos que están más unidos y entrelazados de lo que realmente creemos y entonces los traeremos a nuestra conciencia para poder identificarlos, analizarlos e incluso sanarlos.

Entonces te dirás a ti mismo «ahora comprendo todo» y no pienses que ya es demasiado tarde porque nunca es tarde para entender aquello que nunca le hemos dedicado tiempo para escuchar y que siempre ha albergado en nuestro interior, en nuestro silencio apagado.

CHISPITAS 55

La verdad que si esperas crecer permitiendo que la mente, la baja autoestima y el miedo se apoderen de ti en lugar de atraer luz a tu vida para ese crecimiento que te permitirá transformarte internamente, estarás atrayendo miseria, desesperanza y dudas a tu vida.

En realidad no estarás vibrando desde la seriedad que conlleva apreciar tu evolución, tu expansión, tu misión y tu propósito de tu camino de vida.

Es cierto que dejamos en algún momento que el miedo paralice nuestra actividad y progreso y entonces nos olvidamos de que necesitamos ir alimentando día a día ese compromiso con nosotros mismos para no dispersarnos y dejar entrar ese florecimiento que evoluciona con nuestro desarrollo personal.

Así que piensa en prepararte todos los días conscientemente para que se te muestre el camino a seguir y tengas la capacidad suficiente de ir despejando bloqueos que impidan sostenerte.

CHISPITAS 56

Cuando estés atravesando la tormenta de esa energía que se mueve cuando decides reinventarte, ten en cuenta que es una energía muy profunda, estás eliminando capas y capas de tu cuerpo para dar paso al nacimiento de una piel renovada y fresca.

Así que no te asustes y deja que nazca en ti el ser más verdadero, auténtico y vuela en libertad, expandiendo tus alas y sintiendo la ligereza de estar alineado con plenitud con tu esencia.

A mí un día también me asustó esa energía tan intensa y potente que se adentró dentro de mí, pero ten en cuenta que es un primer adelanto en el camino hacia ese pasadizo, esa carrera en tu desarrollo que te lleva hacia el cumplimiento de tus deseos para tomar las riendas de tus decisiones y sobre todo para desarrollar tu propia libertad que te abre las puertas al diseño de tu vida sin que otros decidan por ti.

Así que si sientes ese temor no huyas, que no te saboteen tus sueños y no permitas que queden atrapados detrás de esas amenazas escondidas.

CHISPITAS 57

Despierta con actitud de liberación de energía positiva y da valor al nuevo día que comienza lleno de vitalidad, así liberarás bloqueos matutinos.

Nada más despertar y abrir tus ojos, agradece en silencio y siéntete merecedor de todo lo bueno que el día te traerá. Esto es un acto que te alineará con el universo, te aportará el valor del poder, de la acción, de la intención y despertará la magia en tu vida. Entonces ya estarás preparado para ese primer café de la mañana.

CHISPITAS 58

¿Y si no puede ser hoy? Pues no te desanimes porque si hoy no puede ser es que está destinado a ser otro día.

Si no ponemos expectativas en lo que deseamos que ocurra y nos dejamos fluir dentro de la naturaleza de la vida, todo será más fácil y sencillo de lo que permitimos que nuestra mente valore.

Conecta con tu interior donde tenemos toda la enciclopedia de nuestra vida, observa qué siente cada miembro de tu cuerpo, cómo te sientes, qué emociones tienes y te darás cuenta de lo que en un principio te angustiaba, en realidad no es algo que a tu interior le preocupe. Entonces te darás cuenta de lo que tiene valor dentro de ti y lo que tiene valor fuera de ti.

Busca el alineamiento de tu mente y tu interior y encuentra la verdad porque quizás no te estés dando cuenta de que en realidad no querías que fuera hoy, ni quizás mañana…

CHISPITAS 59

¿Y si nos dedicamos a respirar solo la vida aunque sea solo por un día o un instante?

¿Te imaginas despertar y solo dedicar esa mañana a oler el aroma que desprende tu vida?

El perfume profundo e intenso de todo lo vivido, todo lo superado, la fragancia de tus cicatrices, bálsamo de experiencia, inseguridad, dolor, duelo, huellas que nos han podido dejar recuerdos que queremos borrar o que queremos mantener eternos en nuestra memoria o puede que sean recuerdos ya borrados.

Pero lo importante es cómo te ves a ti mismo, seguro que más maduro o quizás más débil para afrontar lo pasado e inseguro para pensar en el futuro.

Por eso debemos dar importancia a anclarnos en el presente y dejar de invertir nuestro valioso tiempo recordando situaciones pasadas o pensando en sucesos que creemos que pasarán o, más inquietante, pensar en momentos que creemos que serían perfectos que estuvieran en nuestra vida.

De esta forma nos perdemos el tiempo presente, pasa y no se detiene, sigue y nosotros, ausentes y atrapados en un tiempo pasado y futuro, nos olvidamos de sentir el ahora.

Sé feliz en tu momento presente y, si hay alguna emoción incómoda, observa qué te está intentando decir y actúa, porque todo es un aviso, una señal para que tomemos una decisión.

CHISPITAS 60

En realidad, ¿nos debe de preocupar el que hablen de nosotros?

Sinceramente, ¿podemos permitirnos pensar que es algo muy importante en nuestra vida?

Déjame decirte que aquellos que hablan de ti solo lo hacen porque no tienen oportunidad de hablar con nosotros, porque no saben cómo acercarse, porque quisieran ser así de la forma que somos y actuamos, pero tienen limitado su margen de actuación.

Exactamente es así y la única protagonista que habla en sus palabras, la que tiene mucha más fuerza que ellos mismos, es su propia envidia. Así que ahora vuelve a reflexionar: ¿merece la pena perder un segundo de nuestro tiempo en pensar en lo que dicen, dijeron o dirán?

Nuestro tiempo es mucho más valioso para malgastarlo con quien no merece ni un ratito de nuestro pensamiento.

Así que nutre tus pensamientos de aquellas emociones que te enriquezcan y no des aprecio a cualquier otra emoción que no te sume.

CHISPITAS 61

La verdad es que nos puede invadir la duda sobre cómo hacer para mantener alejada nuestra mente, nuestro ego, y que nos permita seguir nuestro camino, nuestro propósito, vivir nuestros sueños, ilusiones, adentrándonos en nosotros mismos a solas con nuestra consciencia para lograr manifestar aquello que deseamos desde la libertad de nuestra toma de decisiones. Déjame decirte que, aunque parezca complejo, es mucho más sencillo.

Nos complicamos en el ruido exterior que nuestro ego quiere contemplar y tenemos a nuestro alcance la sabiduría necesaria para empezar. ¿Y por dónde?

Por encontrar nuestra paz interior. Debemos mantener una actitud positiva, empoderada, merecedora de todo lo que queramos, porque todos somos merecedores de todo aquello que queramos.

Entonces busquemos soluciones que nos ayuden a elevar ese sueño evitando comparaciones con nadie. Recuerda que cada uno somos un ser auténtico, especial, único.

Desconecta de lo que te aleje de tu centro, de aquello que quiere controlar tu vida, libera situaciones y liberarás el peso de tu ego sobre ti.

Ya no tendrá tu control porque entenderá que quieres navegar y fluir con todos los cambios que te esperan, porque estarás preparado para afrontarlos, para no juzgarlos ni juzgarte y estarás preparado para descubrir los aprendizajes que traerán a tu vida y que nutrirán tu cuerpo.

Tu ego es controlador y competitivo hasta que tú le dices basta.

CHISPITAS 62

Cuando sientas frío y no tengas un abrigo para abrigarte, cuando tengas hambre y no tengas ni un trozo de pan que llevarte a la boca, cuando necesites un abrazo y te encuentres solo sin nadie que te ofrezca su calor, cuando sientas dolor, tristeza, desesperación y solo estés tú para consolarte, cuando tengas éxito y tengas un montón de personas a tu alrededor... detente un momento a pensar en todas las situaciones con las que te puedes encontrar en la vida y ante cualquier escenario, entonces sabrás que hay una cosa de la que puedes estar seguro y es que no podemos tener el control de cada paso que damos en nuestro camino, pero sí podemos conocernos más a nosotros mismos. Ahí está la verdadera magia, el verdadero control, nuestro auténtico poder y solo nosotros tenemos la llave que abre la puerta de nuestro interior.

Ese poder interno que conoce toda la verdad sobre nosotros. Y es ahí donde podemos descubrir quiénes somos porque es tu interior quien mejor te conoce.

No busques fuera la respuesta que siempre ha estado arraigada intensamente dentro de ti.

La respuesta es tu única verdad.

CHISPITAS 63

Si permites que tu orgullo te venza, te alejarás más de tu autenticidad, perderás a tu yo.

En realidad, esa soberbia no es más que tu protección ante algo a lo que le temes, algo que no quieres enfrentar y que seguramente ni sabes realmente cuál es ese temor, solo sientes una emoción de rechazo, de angustia, de inestabilidad; sientes que te va a sacar de tu zona de confort y es algo que no quieres ver, algo que quieres ocultar, que no quieres que se note, que vive dentro de ti, que forma parte de quién eres.

Ten valentía de enfrentar tus miedos y de manejar tu vida a tu manera, no a la manera que te enseñaron que era mejor.

Ten la valentía de equivocarte y de rectificar. Deja que aquello que deseas se exprese con total libertad.

Dale alas para volar, dale poder para que te acompañe en tu camino y así permitir que hable tu corazón.

Da voz al canto de tu alma, deja que cada nota se mezcle en una explosión de auténtica melodía de medicina que exprese una idea combinada con el ritmo de tu vida, con tu propio baile.

Solo así llegará la paz a tu vida.

CHISPITAS 64

Déjate llorar y permítete estar triste. No te pongas la coraza de que necesitas estar siempre bien para los demás y empieza a valorarte, empieza a dar vida a la debilidad de quién eres, de quién está ahí dentro de ti.

Mereces tu atención principalmente, mereces que te valores por encima de todo y de todos porque, si no es así, llegará un momento en el que estés roto y no puedas ser de más ayuda, no puedas ser soporte para quien te necesite y entonces estarás solo.

Así que permítete llorar y mostrar tu vulnerabilidad porque es de valientes, permítelo ahora que no es tarde para sacar de tu interior toda esa emoción que se está formando y que está creciendo dentro de ti.

No permitas su crecimiento y deja que se expanda y que vuele fuera de tu cuerpo, deja que se aleje para que puedas respirar aliviado, para que no sigas cargando más peso del que puedas soportar.

Llorar no nos hace más frágiles, nos da fuerza para continuar batallando y enfrentando cualquier circunstancia.

CHISPITAS 65

Dicen que quien tiene un amigo tiene un tesoro y así es.

Si tienes una amistad auténtica, tienes uno de los regalos más maravillosos que la fuerza de la naturaleza te puede regalar. Ahora analiza si es de verdad, si esa amistad va más allá del tiempo, de la distancia, del silencio que pueda existir entre vosotros… porque el amor de un amigo sincero es puro, es único, es verdadero y no es alguien que te juzga, sino que te escucha, es tu paño de lágrimas aunque no pueda hacer nada más que escucharte, es una amistad fiel, nunca te traicionaría ni tampoco te daría la espalda ante ningún problema.

Te acompañará toda la vida y caminará a tu lado aunque sea en la distancia.

Y es que con un amigo de verdad no se necesita tener contacto todos los días, vivir en el mismo lugar o cerca el uno del otro, lo que se necesita es que la conexión sea de luz, que el hilo que une los dos corazones sea inquebrantable, irrompible, duradero y mágico al mismo tiempo, porque la magia que envuelve a esa verdadera amistad es eterna en el tiempo y cuando surge esa amistad las chispitas salen del corazón de cada uno para bailar al unísono y fusionarse y así cada uno lleva en sus corazones chispitas de amor del otro que se sienten, que se relacionan, que interactúan y es ahí donde reside el milagro de una amistad que traspasa el tiempo.

CHISPITAS 66

¿Y si no podemos con ello?

Cuántas veces nos repetimos esta pregunta una y otra vez, cuántas veces dejamos de hacer cosas por no cambiar nuestra rutina, por miedo a equivocarnos, por miedo a empezar de nuevo, por sentir que no seremos capaces de hacer algo.

Déjame decirte que si no arriesgas no ganas nada, así que mejor lánzate a cumplir ese deseo, a desafiar una y otra vez al destino, a elegir siempre aquello que resuene contigo, a elegirte a ti, a seguir tu intuición.

No puedes quedarte pensando: ¿qué hubiera sido si...?

No, basta ya, no sigas por ahí, no te quedes con la duda de no haber intentado algo y haber cambiado tu vida porque lo peor que te puede suceder, ¿sabes qué es?

Que aunque te equivoques tendrás una lección aprendida, tendrás un crecimiento personal, una evolución. Permitirás a tu alma crecer y expandirse porque cualquier error, por mínimo que sea, nos deja una enseñanza y si no intentamos, ¿qué conseguiremos?

Nada. Solo tener una vida quizás miserable, quizás sin sentido, quizás sin valor alguno porque no habrás decidido seguir tus sueños, tus ilusiones, tus metas... y no tendrás una vida auténtica, no vivirás desde tu propia elección a equivocarte y piensa también, ¿por qué tienes que equivocarte? Porque equivocarte es crecimiento.

Todo está bien porque, sea de una u otra manera, tú habrás evolucionado hacia una mejor versión y expandido tu verdad y eso te hace vivir en autenticidad.

CHISPITAS 67

No juzgues a los demás. Lo mismo que a ti no te gustaría que juzgaran por cada acción que hagas, no lo hagas tampoco tú.

Cada cual es libre de pensar a su manera y está bien, y lo que debemos hacer es pensar en nosotros mismos y enriquecer nuestra existencia aquí en la tierra, en nuestro presente, con situaciones que nos hagan elevar nuestra frecuencia y ser nosotros mismos, así que fuera juicios con los demás y con nosotros mismos porque, cuando juzgamos nuestro exterior, es porque primero nos hemos juzgado a nosotros mismos y ese es el peor de los juicios, el nuestro interno.

Acéptate tal y como eres y acepta a los demás tal y como son.

No intentes cambiar tu vida, tus decisiones, tus preferencias, tu filosofía de vida por nadie y tampoco intentes cambiar la de los demás.

Nunca te compares con nadie, conecta con tu interior y busca tu esencia más pura y en ese momento acéptate tal y como eres y así tendrás una relación y una vida más plena cultivada desde el respeto hacia ti y hacia los demás.

CHISPITAS 68

No decores tu vida asociada a un color determinado.

No utilices la estrategia de si hoy estoy triste me visto de negro, si hoy estoy alegre me pongo un color rojo, verde, amarillo… no, la vida no va de eso, no podemos dejarnos llevar por las emociones y asociarlas a colores.

Vístete cada día del color que prefieras y viste tu interior multicolor y observa a tu alrededor lleno de colores de fantasía.

Permítete estar desnudo y transparente ante cualquier sentimiento que recorra tu cuerpo, combina las tonalidades y mezcla texturas a tu gusto, fusiona esta mezcla para elaborar tu propio combinado de luz y déjate sorprender por el resultado final.

No dejes de colorear tu vida de forma diaria y dale vida con tu diseño más personalizado. Solo así evitarás que no se te pegue ninguna emoción negativa que no quieras absorber y el arco iris brillará siempre en tu corazón, en tu mirada, en tu observación interna y externa, en tu alma.

Permítete que así sea siempre.

CHISPITAS 69

Más que ayer debemos estar más atentos a nuestro interior, más que ayer debemos dejar de tener control en los sentimientos.

Intenta soltar aquello que te haga regresar al pasado, que te haga sufrir, que te haga anclarte en un espacio que ya no es donde tienes que estar.

Trata de vivir conectado al presente y desea cada día estar más cerca de ti.

No te separes de tu esencia, no permitas que vuele lejos de ti lo que eres realmente.

No luches a contracorriente con tus deseos, con aquello que tu intuición te dice, pues ella te está guiando hacia donde debes permanecer y te hace seguir esa llama encendida que te ilumina tu camino y trata de que te encuentres y no te vayas de ahí porque eso es más puro que nada de lo que puedas encontrar fuera de ti.

Escucha tu canto de luz que te canta todos los días y te recita poesía en tu corazón para que fluya en ti la energía que cada día necesitas.

No intentes que otros ocupen lugares vacíos si no lo sientes, no es fácil encontrar quien resida en tu corazón si lo haces de manera forzada.

Siempre es preferible la soledad a solas que la soledad acompañado si esta nos intenta cambiar y llevarnos lejos de quien somos de verdad.

CHISPITAS 70

Tu voz tiene un poder que no se deja ver, un poder que solo tú puedes escuchar, la magia oculta de un lenguaje con códigos encriptados de sanación.

Experimenta cómo de reconfortante y sanador es escuchar tu propia voz interna que, a través del canto, deja fluir toda densidad y sentimientos que no son tuyos y que solo tú los entiendes y, además, un valor añadido es que no solo los puedes descifrar sino que también los puedes recolocar.

Descubre el poder de tu voz, tan poderoso como grandioso porque es una voz que sale de unas notas divinas que crean una sintonía que eleva tu vibración.

Esa es la señal que necesitas para saber que estás en el buen camino.

CHISPITAS 71

Reinventarte a ti mismo es buscar la mejor versión de ti para así reconectar con lo que eres, con tu verdad, con tus dones, con tus valores y principios porque todos, absolutamente todos, tenemos nuestros orígenes que están anclados a la raíz de nuestra existencia, de nuestro comienzo.

Así que renueva, genera un cambio en ti que tengas que volver a conocerte y lidera tu estrategia para que te aporte un crecimiento personal y se alinee con tu propósito de vida.

Deja todos los patrones que no te gustan y no sigas un mapa de ruta concreto.

Permite que la vida te sorprenda en tu transformación y ábrete a ese mundo de posibilidades que te están esperando y que te harán vivir aprendizajes que nutrirán tu alma. Atrévete a integrar y observar lo misterioso, lo distinto, lo oculto, lo que ahora es extraño para ti.

CHISPITAS 72

No quieras correr demasiado, pues las prisas ya sabes que no son buenas compañías.

Tómate los tiempos que tu cuerpo necesita para saborear y tomar conciencia de lo que es importante y llevar a cabo tu plan de vida.

Ten paciencia, pues, a veces, cuando queremos las cosas al momento, ocurre que nos desviamos del foco en lo que sí debemos enfocar nuestra energía y hace que el aquí y el ahora no lo estemos viviendo en presencia y estemos siendo impulsados a tomar decisiones que no vibran con nosotros y no nos hagan disfrutar del camino.

Será un esfuerzo inútil porque al final nos acaba consumiendo y agotando a tal extremo que no podemos esperar resultados óptimos, sino más bien nos arrastra a una vida mediocre y desgraciada donde nuestra salud ya entra en juego.

No luches a cualquier precio, lucha cuando estés preparado para afrontar todas las pérdidas y saltar todos los obstáculos que se presenten en tu sendero sagrado de la vida.

CHISPITAS 73

No te fuerces a tomar decisiones siempre acertadas o a no tomarlas por miedo a equivocarte.

No hay decisiones correctas o incorrectas y depende de muchos factores cada decisión que debamos tomar. En el momento que deba ser, hazlo siguiendo tu instinto por muy absurda o irracional que te pueda parecer.

La vida nos lleva en ocasiones a tomar un tipo de decisiones intensas y la mejor forma es si te dejas guiar por tu corazón y no desde tu mente, tu ego.

No les des ese protagonismo y la mejor manera de hacerlo es conectando con tu interior, siente qué te dice, siente esa decisión, siente qué es lo que más resuena con tu esencia.

Las decisiones tomadas desde el alma son decisiones correctas siempre porque están dentro de nuestro camino de vida y es la dirección que debemos tomar para experimentar algo que incluso podemos desconocer pero que nos está esperando para enriquecernos, nutrirnos e hidratarnos.

No dudes que tu alma sabe y conoce muy bien qué es lo que necesitas en cada momento, así que recuerda que lo más importante a la hora de tomar esa decisión no es la finalidad de la misma, sino cómo nos vamos a sentir durante el camino a recorrer.

Si lo hacemos sintiendo nuestra propia vibración será una decisión tomada alineada con nuestro cuerpo y, por lo tanto, vibraremos en una armonía de paz.

Si lo hacemos escuchando nuestra mente será una decisión forzada que nos haga desalinearnos y alejarnos de nuestro propósito.

CHISPITAS 74

La vida continúa y no espera por nosotros.

Podemos estar atrapados en un pasado que, mientras estamos pensando en lo que pudo ser, en si hubiéramos tomado otro camino, en si no hubiéramos aceptado esa responsabilidad y un sinfín de reflexiones más, que mientras estamos ausentes con nuestra mente en un tiempo anterior, nuestro tiempo no se ha detenido, ha continuado. Ha pasado.

No tenemos todo el tiempo que queramos para perdernos en nosotros mismos y hacer una pausa mientras arreglamos nuestro mundo.

No, la vida no va de eso.

Se trata de vivir el presente, de estar presentes en cada segundo, en cada instante, en cada parpadeo, sin alejarnos, sin huir, sintiendo emociones que pueden ser más o menos duras y difíciles, pero con nuestra presencia anclada a nuestro aquí y a nuestro ahora, fusionada con nuestro presente, sin obsesionarnos por el pasado que ya se fue y por el futuro que desconocemos, porque lo único que conseguiremos será consumir y malgastar el tiempo del que disponemos en momentos que no significan nada y no nos aportan beneficio alguno porque se alejan del camino que tenemos que recorrer, el camino del ahora en nuestro presente.

CHISPITAS 75

Intento buscarme fuera cuando mi cuerpo me está atacando, cuando ataca mi mente.

Quiero observarme desde el exterior y quiero volver a encontrarme cuando siento que necesito volver a hacerlo una y otra vez.

Y, a veces, aún no entiendo que nuestra mayor resistencia somos nosotros mismos, esas amenazas somos nosotros mismos, entonces si somos nosotros de nada sirve buscar en otro lugar que no sea nuestro interior porque ahí es donde están todas las respuestas.

De nada sirve huir del escenario donde pasan las cosas que tenemos que enfrentar, de nada sirve intentar evadirnos y sentir que no va con nosotros mismos, que huyendo dejamos todo atrás, sin darnos cuenta de que en esa huida nos acompañan nuestras sombras y que a donde quiera que vayamos van a estar ahí y van a recordarnos que no importa el lugar, el tiempo, ni la compañía, nuestras sombras están dentro de nosotros y es ahí, hacia adentro, donde debemos presentarnos y recogernos porque abandonar, escabullirnos no hará que ahuyentemos a la oscuridad.

Así que antes de aislarte de tu esencia mirando hacia fuera, regresa a ella dentro de ti mismo e intenta sentirla, consolarla y abrazarla porque solo así la luz que habita en ti podrá hacer que esa sombra se evapore, se desvanezca y entonces te habrás encontrado de nuevo contigo mismo.

CHISPITAS 76

Debes entender que tu mayor fortaleza eres tú mismo. No existe un refugio mayor y más poderoso que tu interior.

Ahí está todo, ahí está tu historia, ahí está tu verdad. Encuéntrala, abrázala y te reencontrarás con tu verdadera esencia.

Necesitas de ti, necesitas ese momento de silencio, te necesitas para descubrirte, para reconocerte y para permitirte simplemente ser tú mismo y dar visibilidad a tu verdadero potencial.

Entra en ti y pide a tu alma que te guíe en tu camino para que puedas ver con claridad los pasos que debes seguir. Ella siempre te escucha aunque no le hables directamente. Ella siempre está ahí, déjate sentir.

CHISPITAS 77

No malgastes tu tiempo en cambiar aquello que no depende de ti, solo conseguirás un desgaste de tu mente.

No quieras controlar lo que no depende de ti, solo conseguirás agotarte sin haber tenido el resultado esperado y solo te darás cuenta de que esperando a que las cosas cambien solo habrás logrado una gran acumulación de emociones estancadas que deberás atender mientras esperas que ocurra algo que cumpla esas ilusiones, que alimente esas esperanzas que te has marcado y donde hay muchas probabilidades de que no llegue. Vive centrado en tu presente, vive el aquí y el ahora sin poner tanta vigilancia en tiempos futuros intentando frenar acontecimientos. Lo que sea para ti llegará y aquello que intentas evitar probablemente jamás lo lleguen a ver tus ojos ni a sentir tu corazón.

No permitas que tu mente se adueñe de ti. No estás aquí para sostener esos pensamientos negativos con tensión constante, con ansiedad, miedo, incertidumbre por lo que puede pasar.

Así que evita agotarte mentalmente y domina tu energía para algo que sí de verdad merece la pena y que tu mente no te limite.

CHISPITAS 78

¿Hasta cuándo vas a seguir cargando con heridas que no te corresponden?

Heridas de nuestras vidas pasadas, de nuestros ancestros habitan dentro de nosotros.

Cuando encarnamos traemos patrones que se repetirán en nuestra vida, cargamos con experiencias anteriores, karmas, conflictos no resueltos, emociones estancadas que causan dolores emocionales y sufrimiento.

Debemos sanar esas heridas aunque no las conozcamos, aunque no tengamos información sobre ellas y debemos enriquecernos con sus aprendizajes, debemos honrar esas experiencias no desde la pena, la desgracia, sino desde el agradecimiento, desde el perdón, liberarnos, dejarlas ir y hacer hueco en nuestro interior para nuevas experimentaciones.

No caigamos en la trampa de seguir atrapados vida tras vida, generación tras generación. Aunque no sepamos absolutamente nada de lo pasado en las experiencias vividas de nuestros ancestros, nos podemos ver perjudicados en nuestra vida presente y no darnos cuenta de que estamos reviviendo o sintiendo sus emociones heredadas.

Permítete soltar y transmutar ese dolor con consciencia.

CHISPITAS 79

Tomarte el tiempo para meditar, reflexionar siempre es la mejor opción.

No te lances a dar respuestas inmediatas.

Respirar y sentir tu corazón, ¿qué te dice cuando te permites escucharlo? Sabes con seguridad que la voz de tu interior te lleva siempre por el camino de la reflexión.

Los momentos de sombra son momentos de mucho cambio siempre, de mucha experimentación, de mucho aprendizaje que dejan una gran enseñanza o dejan un patrón a seguir que uno va descubriendo a medida que va danzando en su camino.

Permítete ser y permítete sentir, permite que tu cuerpo se mueva al sonido de esta danza, misteriosa, mágica que es tu vida, danza hecha a medida para ti.

Saca de tu cuerpo el ritmo que deseas en tu vida y fluye con esa melodía que tu alma y tu esencia te van mostrando.

Atrévete a sentir más allá de lo que imaginas.

CHISPITAS 80

Un destino tiene diferentes caminos para elegir.

No necesitas tener el control exacto para seguir su recorrido, basta con que sepas cuál es la intención de recorrer ese camino. ¿Con qué propósito lo estás haciendo? Cerca de ti caminan los seres de luz, siempre están ahí aunque no los veas, aunque no los sientas.

Cuando avanzas y crees que estás dando marcha atrás, no es así, siempre hay un progreso que ilumina tu luz.

Cada pasito por muy pequeño que sea es un avance y si a ese pequeño recorrido en tu camino, a ese pequeño pasito es al que llamas retroceso, lo haces injustamente porque a veces avanzamos a pequeñas dosis para integrar una pausa necesaria que es la suficiente para tomar un respiro y retomar viaje.

De eso se trata la vida, de viajar, de explorar, de sentir, de revivir, de caerse, de levantarse y sobre todo de saber mantenerse anclada a Madre Tierra en momentos de flaqueza en los que necesitamos parar, respirar, sentir e integrar.

Ella nos sostiene, nos asegura, nos da fuerza y vitalidad.

Conecta con el cielo y la tierra siempre para lograr la estabilidad, el apoyo emocional, físico y espiritual, mezcla de sensaciones únicas y vibrantes. Busca la armonía y el equilibrio de tu parte femenina y masculina. No hay debilidad en ninguna de ellas, solo falta de conocimiento. Ambas son necesarias e irremplazables. Une estas dos fuerzas y fusiónate con sus energías para sentir y sentirte, para escuchar y escucharte, para oír y oírte, para observar y observarte.

Sí, en realidad todos tenemos evolución y progreso y nutrimos nuestra alma de enseñanzas, de crecimiento que en ocasiones son invisibles a nuestros ojos, pero ahí están, las vestimos nosotros mismos.

Así que atrévete a mirar en tu interior, en tu fortaleza y busca más allá de cualquier simple alcance superficial. Busca tu autenticidad y tu verdad será descubierta.

La sanación llega cuando uno deja de querer controlar aquello que no puede ser visto pero sí sentido.

CHISPITAS 81

Muchas veces nuestro cuerpo nos habla, sentimos debilidad y pensamos que es hambre cuando es una emoción estancada de miedo, ira, frustración, rechazo, tristeza, aburrimiento, temor, nerviosismo… tantas y tantas emociones pueden esconderse y enmascararse.

Nutre tu cuerpo de paz y calma. Atiéndelo, escúchalo, disfruta de ti mismo con aquello que te hace sentir bien y llena ese vacío en tu estómago de bienestar, tranquilidad, alegría, pero sobre todo mucho amor hacia ti.

Riega tu cuerpo, tu alma del más grande amor que puedas ofrecer, ese amor incondicional, ese amor que no cambiarías por nada porque si no pensamos primero en nosotros, si no somos nuestro gran amor, entonces no podremos ayudar a las personas que queremos si no cultivamos, regamos y atendemos nuestra paz interior y solo nos la puede brindar el silencio interior y el amor con nosotros mismos.

No te olvides de vivir y que no se te olvide que quien más te necesita vive dentro y no fuera de ti.

CHISPITAS 82

No dejes de hacer hoy aquello que deseas, no dejes de decir aquello que quieras decir, no dejes de disfrutar con aquello que te haga feliz, no dejes para mañana aquello que por pereza estés posponiendo.

Da paso a la acción y actúa, reacciona, aprovecha lo que verdaderamente tienes en este momento que es tu aquí y ahora.

El tiempo es efímero, limitado y no se puede renovar por más tiempo.

No es un contrato, es una oportunidad de experimentar experiencias y aprendizajes.

Son momentos en los que necesitamos estar anclados al presente y conectados con nuestra esencia para que cada minuto sea vivido intensamente, ya sean momentos en los que queramos paralizar el tiempo porque estamos pasando por desafíos constantes como momentos en los que queramos detener el tiempo por la sensación tan placentera de felicidad que nos aporta.

No detengas tu tiempo, no quieras dar marcha atrás o pensar en adelantar tu futuro. Vive el momento con sus tiempos, buenos y malos, porque todo es necesario y todas las experiencias, por muy tormentosas que parezcan, vienen a florecer algo que será mágico para nuestro crecimiento si dejamos que el tiempo nos lo muestre y nos abrimos a descubrir la enseñanza de esa lección.

Así que no dejes de hacer nada para más tarde y no pares tu reloj y te quedes dormido para no ver la realidad.

CHISPITAS 83

¿Alguna vez has dicho «basta»? La vida puede llevarnos al límite de un abismo donde la carga emocional está ya desbordada, donde nos sentimos agotados, exhaustos, tanto física como emocionalmente y debido a nuestras creencias limitantes nos tenemos que sentir fuertes de cara a los demás.

Cuando te sientas así atrévete a decir «basta», no te hará más débil, te hará más fuerte para continuar adelante.

CHISPITAS 84

¿Qué es aquello que realmente quieres manifestar en tu vida?

Si sientes un deseo por algo que quieres lograr, un objetivo que quieras alcanzar, una meta que cumplir… visualiza el resultado final, visualízate a ti mismo cumpliendo ese reto y haciendo tu sueño realidad, celebrando tu éxito.

Visualízate desde una actitud positiva y agradece todos los días como si ya hubieras alcanzado aquello que realmente quieres.

Al mantenerte positivo y traer tu deseo a tu presente a través de la visualización vívida y real, la acción será mucho más poderosa al recrearlo en tu realidad y si le pones el toque de sentir esa emoción de ya tener tu deseo cumplido, el universo responderá a la vibración de la energía manifestada.

CHISPITAS 85

Si sientes que la presión por buscar una solución te pesa enormemente, solo se debe a que los sentimientos que tienes dentro de ti están impregnados de temor, duda y miedo a equivocarte, a que sea una mala solución, a fracasar en el intento y entonces decides que lo mejor es quedarte en tu zona de confort, la zona que conoces, la más cómoda para ti porque no te fuerza a hacer nada que implique riesgo alguno y así dejas pasar el momento de aventurarte, de arriesgar, de abrirte a lo desconocido.

Ten en cuenta que la emoción de no avanzar por miedo a dar un paso en falso viene solo del miedo de la mente que no quiere arriesgar, del ego que no te permite crecer.

Así que ya es hora de demostrar tu valentía y fortaleza y sumergirte en las aguas turbulentas de cualquier desafío, quien no arriesga no gana y el triunfo es para aquellos que toman la decisión de lanzarse a lo desconocido.

CHISPITAS 86

Las heridas de un pasado si no las sanas solo tendrás resistencias.

Suelta el pasado, libérate, no arrastres aquello que no es tuyo, es una carga demasiado pesada para no ser algo que te pertenezca.

Y cuando lo sueltes y lo dejes ir sentirás tal alivio que tu camino ya no será tan intenso y agotador porque te acompañará la paz interior.

CHISPITAS 87

La vida es un viaje continuo en nuestro camino donde nos damos cuenta de que la tranquilidad nos viene cuando nos encontramos a nosotros mismos, cuando encontramos nuestra paz interior y logramos vivir en armonía a pesar de los problemas u obstáculos que superar.

Cuando nos permitimos ser nosotros mismos y tomar nuestras propias decisiones. Y si lo que queremos nos hace feliz no nos debe de importar la opinión de los demás.

No permitamos que en nuestra vida nos perturben pensamientos de otras personas hacia nosotros. Lo que verdaderamente nos tiene que importar es lo que pensamos nosotros de nosotros mismos y entender nuestras necesidades escuchando nuestro corazón. Recuerda que donde el corazón te lleve, ahí es.

CHISPITAS 88

A veces pensamos que nadie podrá ocupar el lugar de otra persona, pero en realidad nadie ocupa el lugar de nadie.

Cada situación, cada persona tiene su sitio en nuestro interior y no necesitamos que nadie ocupe ese lugar simplemente damos oportunidad para que se llene un vacío que está en nosotros y que se llena con aquella persona o aquella emoción que así lo sintamos porque viene a ocupar un espacio que anhela ser atendido para que podamos avanzar y retomar de nuevo nuestro camino sintiendo lo que la madre naturaleza nos ha querido regalar.

CHISPITAS 89

Cada día de tu vida puedes estar atendiendo la voz de tu alma sin darte apenas cuenta y estar recibiendo señales sin prestarles atención.

Empieza a ser más consciente de tu cuerpo, siéntete por dentro, siente tu respiración, el latir de tu corazón.

Dirige tu atención hacia tu interior y no hacia tu exterior.

Enfócate en conectar contigo mismo para conectar con esa emoción o ese pensamiento o con aquello que tu alma te quiera mostrar.

CHISPITAS 90

Ten cuidado con lo que manifiestas porque somos creadores de nuestra propia realidad, de lo que nos sucede.

Nuestros pensamientos atraen a nuestra vida todo aquello en lo que centramos nuestra mente, todo aquello a lo que le damos importancia y ponemos nuestro foco, nuestra energía.

Pueden ser sentimientos buenos o no tan buenos, pero somos creadores porque atraemos experiencias de lo que pensamos o decimos, con nuestra intención, decisiones, sentimientos.

Todo ello repercute e impacta en nuestra vida, dentro de nosotros esa vibración se vuelve muy intensa sin darnos cuenta.

Entonces teniendo en cuenta todo esto, debemos de aceptar no solo nuestras fortalezas, sino también nuestras debilidades y limitaciones y saber transformar nuestros pensamientos negativos en positivos desde la confianza en nosotros mismos y sobre todo respeto por lo que somos y cómo somos, de esta forma seremos capaces de lograr cambiar nuestra propia realidad.

CHISPITAS 91

No necesitas apresurarte a encontrar aquello que desees, si ha de ser para ti de una u otra forma llegará a ti, te buscará y te encontrará.

Así que deja de forzar una situación y solo fluye sin esperas, sin expectativas.

Cuando te rindes a tu presente, la vida te abrazará.

Cuando te dejas de querer tener todo a tu alrededor controlado y sueltas ese control encontrarás paz, calma, bienestar y te enfocarás en tu aquí y tu ahora con confianza y abrazando la incertidumbre porque si está destinado a suceder, sucederá.

CHISPITAS 92

No necesitas apresurarte a tomar decisiones cuando sientas resistencias o dudas.

Tómate un tiempo para reflexionar desde tu interior. Para escuchar a tu corazón cómo late con cada pensamiento y sentimiento.

Te hablará tu intuición y solo debes dejarte guiar, sin prisas.

No fuerces la circunstancia, deja que la vida fluya por sí sola sin tiempos, sin límites.

Ábrete a las posibilidades que tu vida te ofrece y tiene para ti. No dejes de hacer esas cosas que te apetecen por vergüenza o por miedo.

Sé libre y busca tu verdad.

CHISPITAS 93

¿Cuál es el secreto de la felicidad? En realidad no tiene secreto.

La felicidad está en aquello que te haga sentir bien. Para cada uno la felicidad es única y verdadera.

Lo que a ti te hace feliz no tiene que ser lo que al otro también le haga feliz.

Debes hacer las cosas porque realmente quieras hacerlas y no arrepentirte de haberlas hecho si no tienes las respuestas que esperabas; más bien, alegrarte por haberlo intentado, porque cuando las cosas se hacen desde el amor, ahí reside el verdadero y auténtico secreto.

CHISPITAS 94

¿Por qué se tiene tanto miedo al miedo?

Porque el miedo nos enseña dónde duele y eso nos incomoda.

¿Y si cambiaras tu forma de ver el miedo?

¿Y si te dijera que el miedo es la sombra disfrazada para que encuentres su raíz?

En tu interior está aquello que escondiste y que te produce miedo; son tus tristezas, son tus emociones intensas, son las heridas no curadas, son las decisiones que no tomaste, son toda tu verdad silenciada.

Abrazar con amor tus miedos es iluminar tu sombra, y en ese momento, tras ese abrazo, es cuando tu luz y tu sombra se fusionan y todo ese miedo se transmuta a fuerza, y entonces ahí está tu equilibrio y tu protección, porque cuando reconoces, enfrentas y sacas tus miedos, tus sombras desaparecen.

CHISPITAS 95

Si pudieras pedir un deseo ahora mismo sin pensar, ¿tienes claro qué deseo pedirías?

¿Qué es aquello que deseas?

La verdad es que no tienes que esperar a una oportunidad para pedir ese deseo; tan solo debes pensar que tú puedes ser merecedor de todo aquello que deseas, y entonces eso que anhelas con todas tus fuerzas buscará la forma de encontrarte y llegar a ti. Porque te abres a las oportunidades y empiezas a sentir que ese deseo ya te pertenece, ya está en ti; no es imaginar y ya está, solo con imaginarlo no sirve de nada si tu deseo no tiene una intención clara que está integrada en ti.

La verdadera magia de ese deseo es el sentimiento de esa necesidad y atreverse a observar más allá de ese cumplimiento.

CHISPITAS 96

No cometas el error de distraer tu tristeza. Más bien, dedica tiempo a mirar hacia adentro, en silencio, en relajación.

Tu conexión será tan profunda que si te dejas sentir y ser, encontrarás la forma de manejar esa tristeza sin esconderla dentro de ti, porque de esa forma solo conseguirás encerrar esa emoción que necesita ser escuchada y sentida.

Llora si necesitas llorar, grita si necesitas gritar, porque es una forma de liberar tensiones y prepararse para permitirse sentir.

Aceptar esa tristeza es un primer paso para enfrentarla y superarla, y no dejar de vivir en tu presente, en el aquí y el ahora, sin centrarse en otros tiempos que no puedes recuperar ni alcanzar.

CHISPITAS 97

Y si te sientes perdido, no pasa nada. A veces necesitamos perdernos para volver a encontrarnos, y es un gran aprendizaje para regresar a nosotros renovados con más energía.

CHISPITAS 98

No necesitas seguir los pasos ni el ritmo de nadie más, porque dejarás de ser auténtico para ser la verdad de otro. No brillarás con luz propia, sino con una luz cargada con la energía de otra persona. Vive desde la autenticidad y no seas forastero en tu propio cuerpo.

CHISPITAS 99

¿Sientes que debes pedir permiso para volar?

Jamás pidas permiso porque eres libre de pilotar tu propio vehículo; las alas siempre serán tuyas. Cuando sientas deseos de volar, mira al cielo, porque estará la luz de la luna o los rayos del sol para acompañarte y guiarte en tu ruta. Ellos son las señales que necesitas para tomar esa decisión.

CHISPITAS 100

No necesitas querer ser de otra forma diferente; lo que verdaderamente necesitas es aceptar quién eres y cómo eres sin intentar cambiar tu versión de ti mismo.

CHISPITAS 101

Tómate una pausa para escuchar tu corazón cuando estés desorientado dentro de tu propio camino. Tu corazón es tu brújula interna.

CHISPITAS 102

Vacía tu mente de pensamientos tóxicos y vuelve a llenarla de emociones positivas y palabras de amor hacia ti mismo.

CHISPITAS 103

No entregues tu tiempo ni malgastes tu energía en cosas que te drenan y te desvitalizan. Consumirán tu energía.

CHISPITAS 104

Si intentan arrancar tus hojas, vuélvete más fuerte. Deja que tus raíces se expandan mucho más en la tierra y vuelve a florecer.

CHISPITAS 105

Conecta con tu respiración, calma tu mente y enfoca tu atención en tu centro. Hazlo tantas veces como necesites antes de retomar tu camino; las pausas a veces son necesarias para recargar tu energía.

CHISPITAS 106

Cuando dudes o sientas miedo, es tu propio ego, es tu propia mente, pero cuando intentas comprender tus miedos y tus dudas es cuando empiezas a escuchar tu corazón.

CHISPITAS 107

Acepta aquello que no puedes cambiar y no tardarán en llegarte los recursos para afrontarlo.

CHISPITAS 108

Confía en ti si lo sientes desde tu intuición, desde tu corazón, porque será el camino correcto.

CHISPITAS 109

Tus agotamientos en muchas ocasiones no son solo físicos por haber trabajado mucho; es porque tu energía está desconectada de tu verdadera esencia.

CHISPITAS 110

No viniste a encajar en las piezas del puzle de la vida de nadie; viniste a brillar con tu propia luz y tus propias piezas, ahí donde no hay reglas.

CHISPITAS 111

No te preocupes si te encuentras indeciso en un cruce de caminos; lo importante es decidir la dirección a tomar escuchando la voz interior que te guía. Ahí donde la sientas, ahí está el rumbo a seguir.

Me emociona que hayas llegado hasta aquí, aunque sé que no es casualidad que mi obra haya caído en tus manos, como tampoco es casualidad el sendero que hayas elegido para caminar por ella. La vida está llena de caminos que se van abriendo a nuestro paso.

Si aún tienes dudas para encontrar tu camino interior, piensa en que tú eres tu única verdad y tú eres el dueño de todas tus decisiones. No hay obligación alguna, solo hay sentimiento.

¿Te conmueve?

¿Sientes una emoción dentro de ti?

¿Te hace pensar?

Si es así, algo te está provocando una reflexión contigo mismo. Algo se está moviendo dentro de ti.

Solo hazte una pregunta:

¿Estoy siendo sincero a mi verdad, a lo que soy, a lo que siento?

Todas las chispitas de luz son mágicas y tienen algo en común en forma de mensajes muy repetitivos para que enciendan en ti la energía que llevan dentro: están creadas para ayudarte a encontrarte, a conectar con tu energía y abrirte a la magia que vibra dentro de ti.

Aunque las chispitas llegan a todos los que las leen por igual, cada uno de vosotros va a resonar con lo que necesita escuchar. Así que siéntete libre permitiendo escuchar a tu corazón.

Recuerda que la búsqueda siempre debe ser hacia adentro.

Gracias, gracias, gracias por permitirme acompañarte en el camino de mi obra y también por permitirme ser canal hacia ti. En todo momento de este viaje he sido un acompañamiento álmico susurrándote a tu oído.

Y ahora, ¿qué?

Ahora probablemente sientas una conexión profunda que, aunque ya existía dentro de ti, en este instante algo mágico está comenzando…

Atrévete a descubrir y a descubrirte desde tu corazón.

ÍNDICE